結核の感染・発病と予防

——いま、なぜ再び脅威なのか——

はじめに

大学三年の時、亀有にあった東大セツルメントで一人の結核患者に会い、その家族のケース・スタディーを通して結核という病気のごく一面を窺い知ることができました。医学の勉強を始めたばかりの私には強烈な印象でしたし、病気、人間、医療、社会の関わりあいなどに思いをめぐらしたものです。これが結核とのつきあいのはじめでした。その頃結核の分野には、岡治道、隈部英雄、岩崎龍郎、御園生圭輔など優れた学者が多く、その魅力に惹かれて結核の道を歩き始めました。それからかれこれ五〇年近く結核と関わってきたわけです。他人からは「結核一筋四五年」などと言われ、「よくも飽きずに結核を」と言われますが、自分では対応を迫られる診療、次々と出てくる疑問を少しでも解きたいと考えながら進めてきた研究、日々新しいことを知る喜びなど、毎日を楽しみながらついこれだけの時間が経ってしまったという思いを強くしています。

私が学生だった頃の日本の結核蔓延状況はそれこそ今では想像できないほどひどいものでした。世界で初めての科学的で大規模な「第一回結核実態調査」が行なわれたのは一九五三年のことですが、この結果、日本人の三〇人に一人は結核を発病していることが明らかとなり、男も女も、老いも若きも、都市でも農村でも、一様に結核が蔓延しており、その様相はあたかも日本全体が粟粒結核にかかっているようだ、と総括されたほどでした。それから五〇年の間に、ここまで改善させてきたことは、わが国の結核対策の成果として全国民が大いに誇ってよいことと考えています。

ひるがえって世界を見れば、二〇世紀初め頃までのヨーロッパ諸国や米国の結核蔓延状況も大変なものでしたし、また、治療法も大気、栄養、安静の療養所治療だけしかなかったことを考えると、この一〇〇年の間によくもここまできたものだと思います。二〇世紀医学の最大の成果の一つといえましょう。この成果は決して簡単に得られたものではありません。それこそ若くして結核の犠牲となった無数の生命、これに立ち向かった数知れぬ多くの研究者の血のにじむような努力の上に築き上げられた「二〇世紀の金字塔」なのです。主な業績だけでも、一八八二年の結核菌の発見、一九三〇年代までの結核の感染、発病、進展の様相の解明、一九四四年のストレプトマイシンの発見、それに続く多くの臨床対照実験、世界の結核制圧を目指して活動を続ける組織的な努力など、本当に枚挙にいとまないといってよいでしょう。結核に立ち向かった二〇世紀の人類の戦いは、まさに壮大なドラマを見るようだといってよいと思います。二十一世紀を直前にして、今更のように二〇世紀の結核研究、結核対策の進歩の目覚ましさを強く感じています。

それにしても結核は手強い相手です。「結核の根絶」についての議論が世界の学会で盛んになった一九八〇年代の後半になって、米国では結核が再び盛り返し、少し遅れてヨーロッパ諸国の結核の減り方も鈍りました。そして二十一世紀を直前にした九〇年代の終りには、日本でもまた「結核の逆襲」の様相が見え始めています。日本では結核対策の手を一つも緩めていないのに結核が増え始めているのです。一人一人の結核患者の診断、治療、あるいは、予防の医学的な方策は一応完成しているのに、国、あるいは、ある地域での結核の根絶は容易でなく、どの国でも今になって難しい問題に苦労しています。わが国の結核根絶は今のままでいけば、二〇六〇年頃と推測されているのでまだまだ先のことですし、これからがまさに難しい時を迎えると考えています。

結核は人類とともに古くからあり、数知れぬ若い命を奪ってきました。それだけに、結核についての学問的な業績はとても立ち向かえないほど大きな山をつくっています。また、先人たちの結核についての洞察は限りなく深く、とても汲み尽くせるものではありません。それだけに結核についての解説書を書くことは恐ろしいことで、安易にできることではありません。しかし今、この忙しい世に、先人たちの業績の多くが忘れ去られようとしていることを残念に思いますし、結核についての正しい知識なしに、今後の難しい事態に対応することはできません。こういう時に結核緊急事態宣言が出され、結核についての関心が高まり、簡単な啓蒙書を出してほしいという要望が高まりました。緊急事態宣言が出され、世の中から求められるからといって、このような本を短時間の内に出すことは本意ではなかったのですが、わが国の結核制圧にいささかでも役に立てばと考え、あえて出版することとした次第です。

目次

第二章　結核の感染と発病のメカニズム

第三章　結核の予防と治療——79

第一章

結核とはどんな病気か

世界では今でも九秒に一人が結核で亡くなっている

今、なぜ結核なのか

がん、エイズ、ＭＲＳＡ……、医学が進んだ現在でも、次々にあらわれてくる病気の脅威。長寿社会の到来で人々の健康に対する関心が高まっている今、結核という病気が再び注目を集めています。

一九九八年に新たに登録された結核の患者数は四万四〇一六人、人口一〇万人あたりの新登録患者三四・八人、死亡者数二七九五人、人口一〇万人あたりの死亡率二・二。これらの数字は、いまだにこの病気が、私たち日本人にとって無視できない脅威であることを示しています。

結核は、かつてわが国において国民病と言われた時代がありましたが、国民の生活水準の向上や医学・医療の進歩などにより、大きく改善してきました。そのため、一般の人々だけでなく、医療関係者や行政担当者のなかにも、結核は「過去の病気」であると思い込んでいる人がたくさんいました。

ところが、前述のように、その脅威は潜在し続けていて、最近になってようやく過去の病気ではないことが再認識されるようになったのです。ちなみに、先にあげた九八年の罹患者数・罹患率は、ともに前年の九七年より増加しているのですが、じつは九七年にも前年より増えており、これは実に昭和二九年以来、四三年ぶりのことだったのです。

■――結核は世界的にも増加傾向にある

今からわずか一〇年ほど前の医学書には、結核は「病気との闘いの上での医学の勝利」の典型的な例と記されています。ノーベル医学賞受賞者で免疫学の権威であったバーネットでも三〇年ほど前には、「結局のところ結核追放の前途は明るい。生活水準の向上、平和、そして公衆衛生に対する熱意がこのまま続く限り、西暦二〇〇〇年までには結核菌は消滅してしまうであろう」と述べていたのです。

このことは、医学界も含めた人々がいかに結核を甘く見ていたか、その雰囲気を象徴しています。しかし実際には、その後も結核は確実に増え続け、ＷＨＯ（世界保健機構）は、「結核は感染症の中では成人の最大の死因、世界の公衆衛生活動への重大な挑戦」と発表し、一九九三年四月には「結核非常事態宣言」を行なうまでになったのです。

数字で見ると、世界の人口六〇億人のうち約三分の一に相当する、一九億人がすでに結核菌に感染し

図1　結核の新規発生患者数の推移

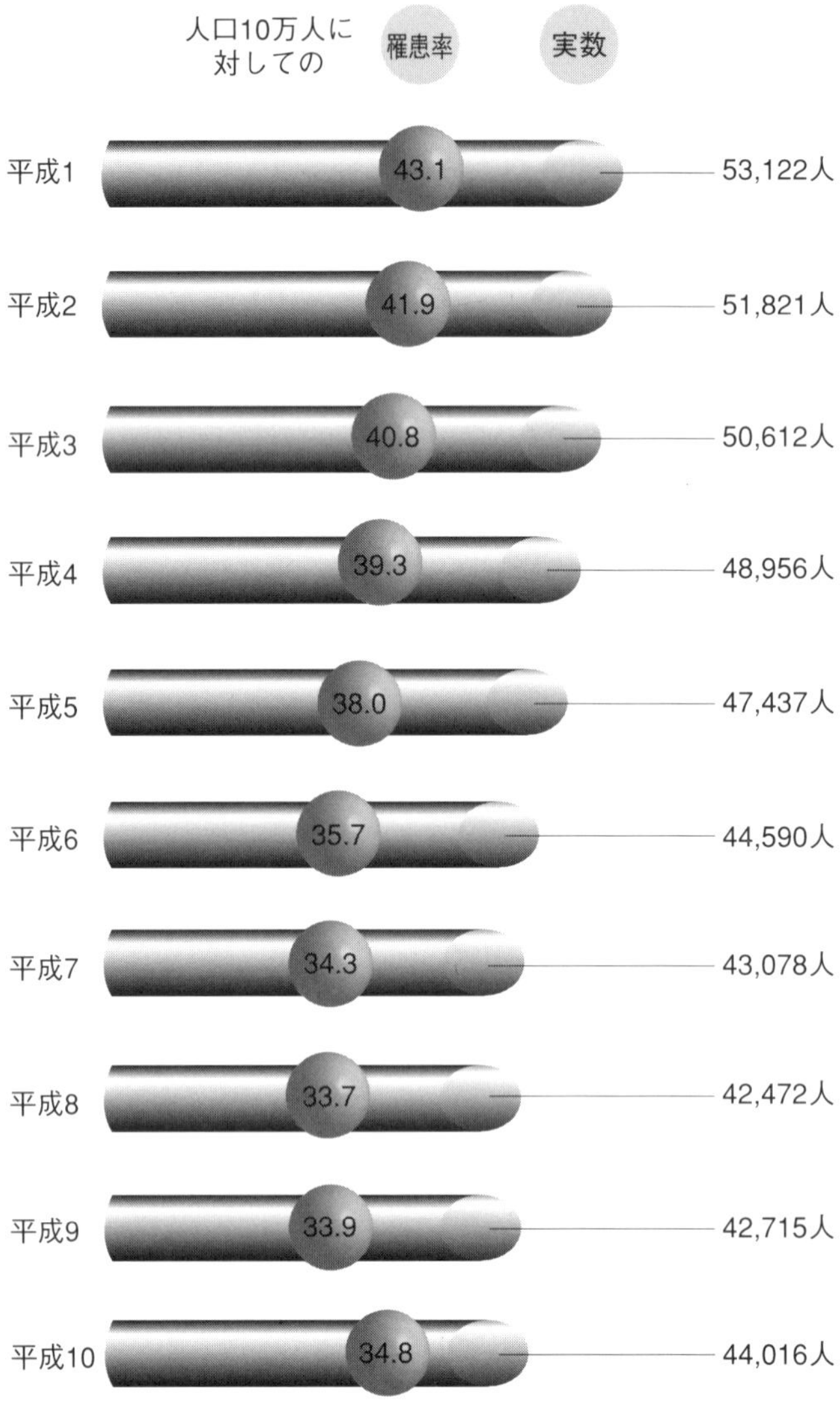

出典：日医ニュース第911号より改変

ています。このうち毎年八〇〇万人が結核を発病していますが、これは東北地方全県の人口にほぼ相当する数字なのです。さらに、そのうちの三〇〇万人が重症で感染力の強い塗抹陽性結核であり、またそれとほぼ同数の人が結核で死亡していると推定されています。ほかの病気との比較でいうと、成人では、エイズ、マラリア、その他あらゆる熱帯病による死亡者の合計より結核で死亡する人の方が多く、また同時に約三〇万人の小児の命をも奪っているのです。しかも結核による成人死亡の大半が五〇歳以下の生産年齢の人たちに起きており、これはとくに途上国の経済を荒廃させ、一家の大黒柱を喪失させて家庭や子供に犠牲を強いることにもつながっています。途上国では予防可能な成人死亡の四分の一以上が結核によるものという計算もあるほどです。

●エイズ流行による影響

全世界のＨＩＶ陽性者（エイズウイルス感染者）は一四〇〇万人程度と推定されていますが、そのうち約五六〇〇万人は結核にも感染（二重感染）しており、その人たちの結核発病率はＨＩＶ感染のない場合に比べて数倍から数十倍にもなります。このためＨＩＶ流行地域ではＨＩＶ陽性者に結核の吹き溜まりができ、結核患者の数十％がＨＩＶ陽性者つまりエイズ患者となっているのです。

また、アフリカの国々でも、ＨＩＶ流行がひどく、国の結核対策の水準が低くなるにつれて結核罹患の増加率は高くなり、結核対策の効果はＨＩＶが流行しているところでは薄められる傾向にあります。

このような事態は、最近はアジアでもインドの一部やタイ、ミャンマー、カンボジアなどにも確実に

●エイズ合併症としての結核

エイズの流行が結核の復活に深く関係していることは、本文でもふれました。WHO（世界保健機構）の報告によれば、世界中でエイズと結核に重複感染している人の数は約560万人。これはHIV感染者の3分の1にも達する数字で、アジアやアフリカでは、この結核とエイズの重複感染が今後、大きな問題になると思われます。ちなみにウガンダでは、新たに結核と診断された人の60%以上が、すでにHIVに感染しているとのことです。

エイズ合併症としての結核には、通常の結核とは違った特徴がみられます。まずひとつは、骨髄や消化管、リンパ節といった肺外結核が高い率で発見されること。また、肺の空洞化がみられる比率が少なく、排菌量も少ない場合が多いようです。もちろん、エイズは細胞性免疫を低下させる病気なので、ツベルクリン反応による結核感染有無の診断が難しいことも少なくありません。

また結核は、エイズの合併症のほかの日和見感染症に比べて、免疫機能が低下しはじめた早い段階で発症することが多いのも特徴です。しかもHIV感染者が結核になる確率は、HIV非感染者の約30倍にもなり、いったん結核を発病するとエイズの進行も早まるという困った関係にあります。

エイズと結核の重複感染は治療面でも問題があり、多くの場合、抗結核剤による治療期間が通常よりも長くなり、さらに薬の副作用もあらわれやすくなるため、治療が失敗に終わることも少なくありません。

エイズは、それ自体が恐ろしい病気ですが、結核を合併した場合にはそのリスクはさらに大きいものとなります。エイズに合併する結核は、今後ますます大きな問題となることは確かなので個人個人が十分に注意するとともに、医療体制の面でも対策の確立が望まれます。

広がりつつあり、アジアのＨＩＶ蔓延国のいくつかの地域では、エイズ患者の五〇〜七〇％が結核にかかっています。その余波が日本にも伝わり、今のところ実数は少ないのですが、これらの国からやってきた人々が国内のＨＩＶ・結核合併例の一部となっているのです。

ＨＩＶと結核の二重感染者の結核発病を完全に防ぐことは難しく、また両者合併患者の治療法は最近大きく進歩しているものの、なかなか難しいので、今でも、本来の結核対策を強化することによってエイズ・結核の二重感染の脅威を広げないようにすることが重要になっているといえるでしょう。

●先進国でも結核は復活しはじめている

一方、結核は、すでに峠を越えたと信じられてきた多くの先進工業国でも、米国をはじめとして結核減少の停滞ないし逆転上昇が起こっています。その大きな原因となっているのが、途上国からの人口流入、つまり結核菌の持ち込みです。米国では全結核患者の三分の一、その他の多くの工業国でも半分またはそれ以上の患者が外国生まれです。日本では今のところ一％にも達しておりませんが、今後は上昇する可能性もあるので注意しなければなりません。

第二の原因はやはりエイズの流行で、なかでも深刻なのが大都会です。たとえば、ニューヨークでは結核患者の約五〇％がＨＩＶ陽性者であり、しかもこれと関連して抗結核薬に耐性のある結核の発病が問題になっています。とくに一九八〇年代終わりから九〇年代初めにかけて、ＨＩＶ陽性者を多く収容する病院、刑務所などの多くの施設で多剤耐性の結核が大規模に集団発生し、患者の八割が短期間に死

図2　各国の結核死亡率の年次推移

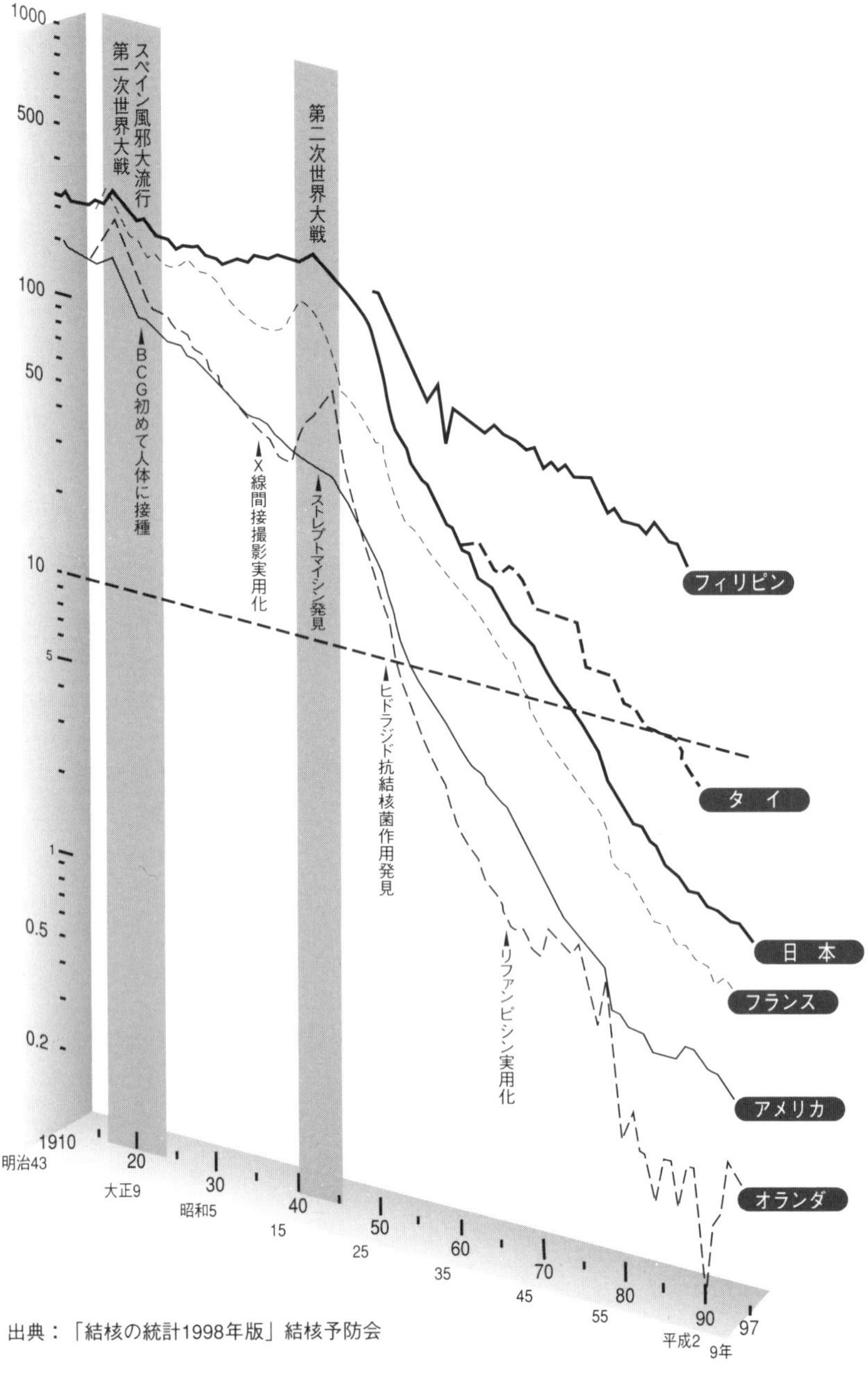

出典：「結核の統計1998年版」結核予防会

図3　米国の結核罹患率の推移と減少鈍化の様相

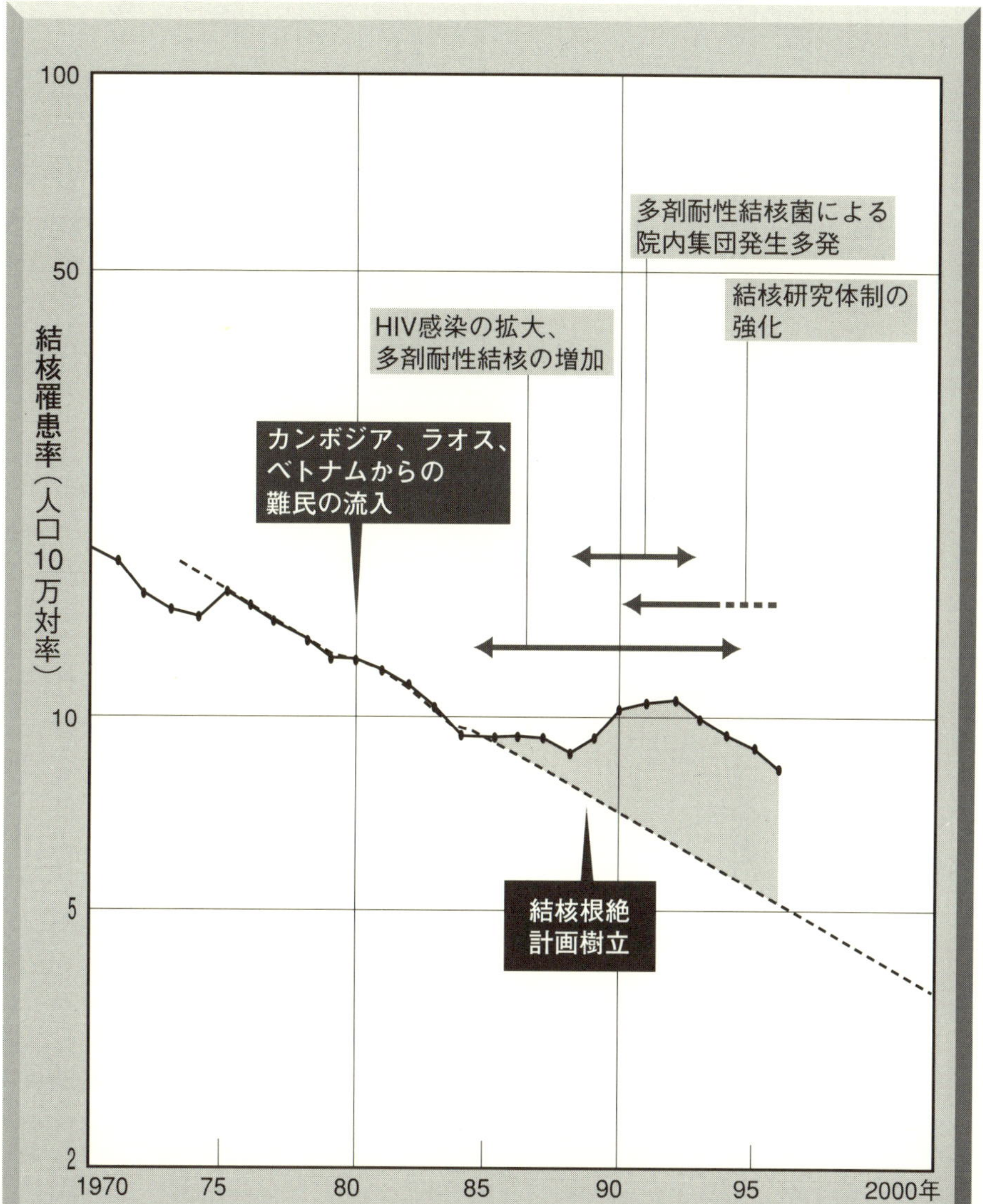

出典：青木正和、「ヴィジュアルノート結核　その現状と今後」、1998

亡する、という事件が起こりました。

しかし、米国での結核増加の最大の原因は、移民やＨＩＶ流行よりも、一九六〇年代以降の結核問題・対策の軽視であるといわれています。その結果、社会的に恵まれない階層の人々に対する結核予防や治療サービスがなおざりになり、治療中断や誤った治療を許し、薬剤耐性結核の発生、伝播を起こし、さらにエイズ流行と結びついて前述のような状況が生まれてしまったのです。

結核との戦いの歴史

結核は人類とともに古くからあった病気といわれています。ドイツのハイデルベルクで発掘された紀元前七〇〇〇年の人の化石の胸椎にカリエスが認められたことや、エジプトのミイラから結核の痕が発見されていることからも確かなことと考えられます。また、古代ギリシャの医学者ヒポクラテスが肺結核の症状を詳しく記載していることからもこのことはうかがえるでしょう。その後ヨーロッパでは結核は徐々に広がっていきますが、本格的に広がったのは産業革命のときで、その進展とともに結核は各地で爆発的に広がりました。世界的にみると、結核が急速に広まっていったのは一九世紀初めからといえましょう。その後、一八八二年には、病原体である結核菌がドイツのコッホによって発見され、一八九〇年に同じくコッホによってツベルクリンが開発されました。ただし、このときのツベルクリンは治療薬として開発されたもので、現在のように結核感染の診断に用いられるようになったのは、その後一九〇四年にピルケにより結核感染の診断に使えることが明らかにされてからのことです。この頃の結核治療は、大気、栄養、安静を中心とする療養所治療でしたが、それでも産業の発展による生活水準の向上と患者の隔離によって、欧米先進国の結核はわずかずつですが減少していきました。

一九二三年にはフランスでＢＣＧが開発され、四四年に抗生物質のストレプトマイシン（九〇～九三頁参照）が発見されたことによって、抗結核薬がはじめて実用化されました。その後、さらにパラアミノサリチル酸（九一～九三頁参照）の発見、イソニアジド（九二～九三頁参照）などの抗結核薬が開発され、さらにこれらの薬をどのように使えばよいか、臨床対照実験が繰り返されて結核治療のエビデンスベースド医学（正確な事実に基礎を置いた医学）が確立し、先進国の結核による死亡率は急速に減少していくのです。

「結核研究の歴史」

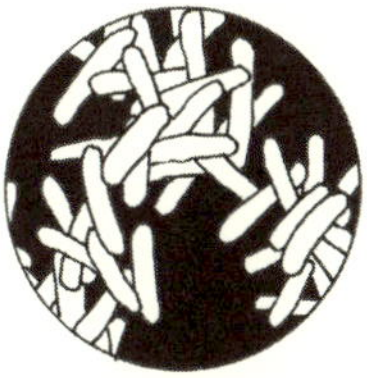

1882年

コッホにより結核菌が発見される

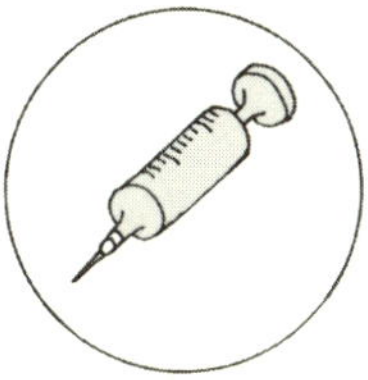

1904年

ピルケがツベルクリンによる結核感染の診断を可能に

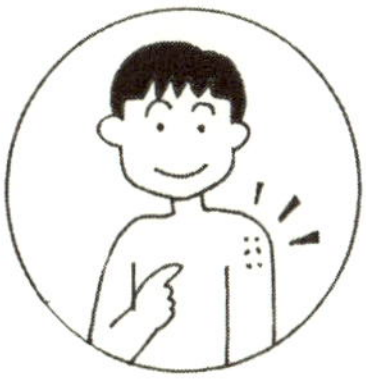

1923年

BCG開発

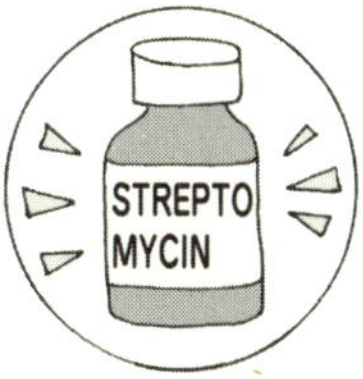

1944年

ストレプトマイシン発見

図4　結核の新規患者と死者数の推移

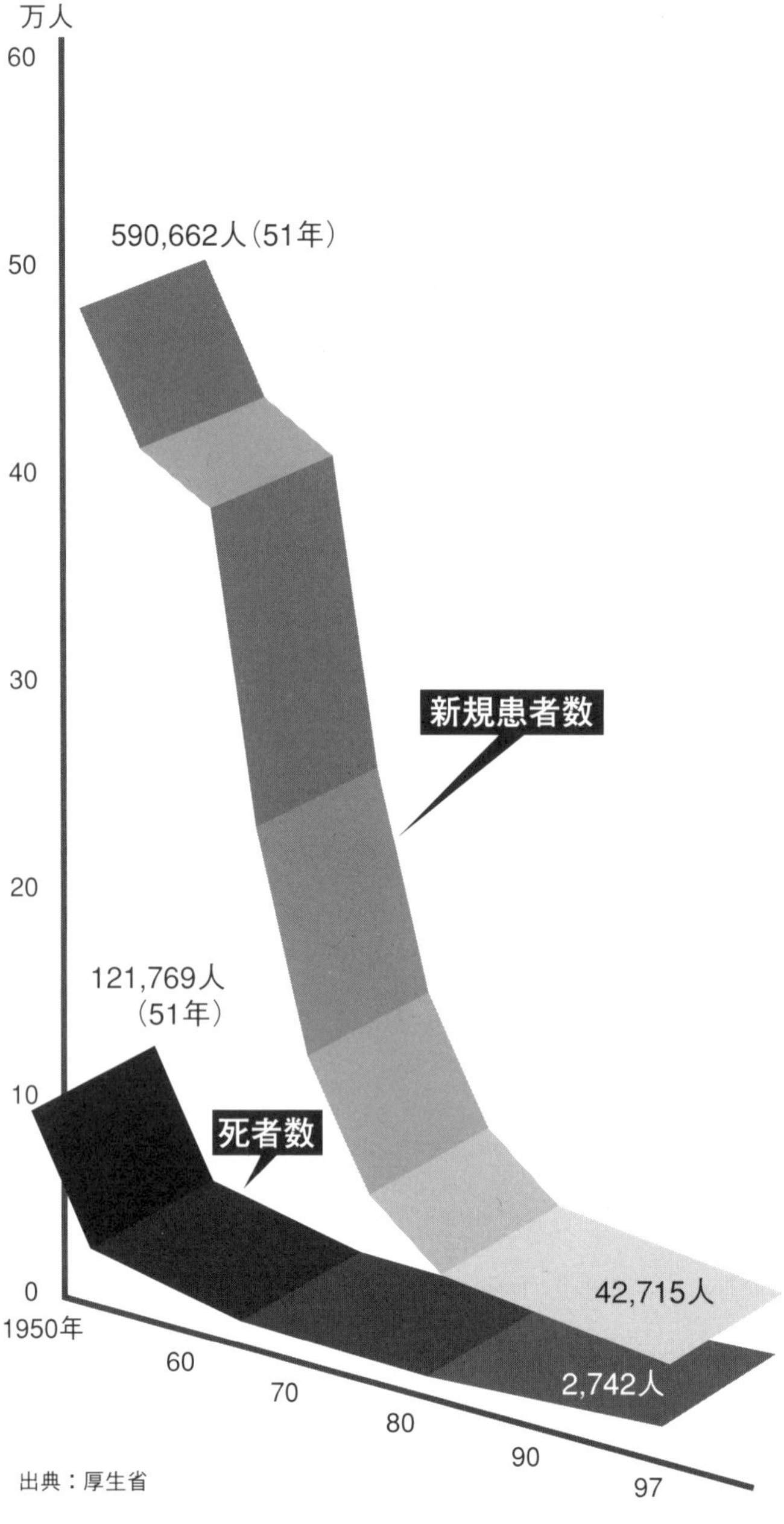

出典：厚生省

●時代を反映した日本の結核の歴史

日本で結核がいつ頃から見られるようになったか、最近かなり明らかになってきました。鈴木隆雄博士らの研究によると、縄文時代の人たちの骨は多く出土していますが、結核に侵された骨は見られず、古墳時代以後の人骨では脊椎カリエスと思われる変化が認められているので、結核は六、七世紀に大陸から技術者が多く帰化したときにもたらされたのではないかと推定されています。しかし当時の日本はまだ農耕社会だったので結核はそれほど広がらず、江戸時代になってやや裕福な町民を中心に次第に広がっていったようです。

明治になると日本の産業革命が急速に進められますが、結核が本格的に広がったのは、まさにこのときです。「女工哀史」に見られるように、主として若い女性を中心に結核は急速に蔓延し、昭和の初めにはやや改善するかに見えますが、その後、戦時体制に入って、今度は若い男性を中心に猛烈な勢いで全国に広がりました。終戦後しばらくの間の日本の結核蔓延状況は今ではとても想像できないほどで、今、WHOに結核の統計が集められている二百十二カ国の中の最もひどい国よりもさらにひどい状況だったのです。

このため、一九五一年には結核予防法を大改正し、官民あげて近代的な結核対策の推進に取り組むこととなります。BCG接種、集団検診、医療費の公費負担、感染性患者の入院費の全額負担、全国の保健所網の整備など、戦後の経済的な困難が残っているなかで大変な努力を払い、それこそ世界に冠たる

第23条　病院の管理者は、結核患者が入院したとき、又は入院している結核患者が退院したときは、七日以内に、その患者について省令で定める事項を、もよりの保健所長に届け出なければならない。

2　前条第二項の規定は、前項の場合に準用する。

第24条　保健所長は、結核登録票を備え、これに、その管轄区域内に居住する結核患者及び省令で定める結核回復者に関する事項を記録しなければならない。

2　前項の記録は、第22条の規定による届出又は通報があった者について行うものとする。

3　結核登録票に記録すべき事項、その移管及び保存期間その他結核登録票に関し必要な事項は、省令で定める。

第25条　保健所長は、結核登録票に登録されている者について、結核の予防又は医療上必要があると認めるときは、保健婦又はその他の職員をして、その者の家庭を訪問させ、必要な指導を行わせるものとする。

●結核予防法　抜粋

昭和26年3月31日　法律第96号

第１条　この法律は、結核の予防及び結核患者に対する適正な医療の普及を図ることによって、結核が個人的にも社会的にも害を及ぼすことを防止し、もつて公共の福祉を増進することを目的とする。

第２条　国及び地方公共団体は、結核の予防及び結核患者の適正な医療に努めなければならない。

第５条　都道府県知事は、結核予防上特に必要があると認めるときは、左の各号に掲げる者について、それを受けるべき者及びその期日を指定して、定期外の健康診断を行うことができる。

1　結核に感染し、又は公衆に結核を伝染させるおそれがある業務に従事する者

2　結核まん延のおそれがある場所又は地域において、業務に従事し、又は学校教育を受ける者

3　結核まん延のおそれがある場所又は地域に居住する者又は居住していた者

4　結核患者と同居する者又は同居していた者

第22条　医師は、診察の結果受診者が結核患者であると診断したときは、二日以内に、その患者について省令で定める事項を、もよりの保健所長に届け出なければならない。

2　保健所長は、その管轄する区域内に居住する者以外の者について前項の届出を受けたときは、その届出の内容を、当該患者の居住地を管轄する保健所長に通報しなければならない。

結核対策を樹立し、推進したのです。このため、結核対策がすべて整備された一九六一年以後、日本の結核は世界で最も早い速度で減少しました。このままいけば日本の結核制圧もそれほど遠いことではないと多くの人が考えたほどです。

ところが、一九七七年以後日本の結核減少は鈍化します。それまで六年で半減していた新登録患者数は、それ以後二三年かかってようやく半減するほど、減り方が鈍ったのです。それから二〇年以上を経ても減少速度は鈍化したままの状態が続き、ついに、一九九七年に新登録数が増加し、九八年にはさらに増加したわけです。

一九五〇年代までの状況に比べれば日本の結核蔓延状況の改善はまことに目を見張るばかりです。しかし、今でも四万人を超える結核患者が毎年発生していますし、二千数百人の方が結核で亡くなっています。先進諸国の中では、日本の結核蔓延状況は、残念ながら最下位グループに属しています。アメリカに比べれば四〇年くらい遅れているといわざるを得ません。日本の結核制圧はまだまだ先のことなのです。

増えている結核の「集団感染」

結核とは、どんな病気か

　話を進める前に、結核という病気のごく概略をまず見ておきましょう。

　結核とは、結核菌によって起こる感染症をいいます。肺以外の組織も結核になりますが、最初に感染するのは肺で、発病も肺結核がおよそ九〇%を占めています。また、結核菌に非常に近い菌種であるウシ型菌あるいはアフリカ菌という結核菌の仲間があり、これで結核が起こることもありますが、日本にはアフリカ菌の結核はなく、ウシ型菌による結核も（BCGによる副作用を除いて）、戦後は一例も確認されていません。したがって、日本では、結核は結核菌による感染症といって間違いありません。

　後で詳しく述べますが、結核菌は、患者がせきをしたときに飛散させる飛沫とともに空気中にまきちらされ、これを吸入して感染します。猿、牛あるいは象など、多くの動物も結核菌で結核を起こしますが、ヒトが動物から感染を受けることはほとんどない、といってよいでしょう。ヒトからヒトへとうつるのが普通です。人から人へとうつる感染症を「伝染病」と呼ぶこともあります。そういう意味では結核は典型的な伝染病といえます。感染したときはもちろん、発病しても初期にはほとんど症状があらわれず、ある程度進行しないと、これといった自覚症状があらわれません。

病気が進行してくるとせきやたん、さらに発熱や疲労、寝汗、胸痛、体重減少などの症状があらわれ、血の混じったたんや喀血などがみられることもあります。肺に空洞ができると大量の結核菌を出すようになる場合があり、他人に結核を伝染させることも起こります。

他人に結核を感染させる結核であることがわかったら、法律によって入院が強く勧められます。今では抗結核薬による治療が進歩したので、結核の診断や入院を恐れて受診を遅らせることはしないで、少しでも心配なら早く受診して診断を受けるようにしましょう。早く診断したほうが早く治るのです。

■「緊急事態宣言」による効果と心配

厚生省は一九九九年、結核緊急事態宣言を出しましたが、その背景となる事実はすでに述べたとおりです。緊急事態宣言前後のマスコミ報道は、一般の人々に大きな衝撃を与えるとともに、忘れ去られていた結核を再認識してもらう絶好の機会となりました。多くの関係者には、日本の結核の現状や問題点を考え直す良いきっかけになりました。油断していた対応策をしっかりと見直しているところも少なくありません。また個人では、たとえば、以前に結核にかかったことのある人が再発を心配して、あるいは、そうでない人が長引くせきを心配して病院を訪れるケースが急増したことなどは、早期発見・治療が大切なこの病気を克服するためには、良いことだったといえましょう。さらに情報化時代を反映して、結核研究所のホームページへのアクセス件数、電子メールや電話による相談も激増しています。

またツベルクリン検査の、ことに一人用製品の注文も大きく増加しています。これは、保健医療従事者の結核に対する関心が高まり、院内感染対策や定期外検診の中でツベルクリン反応検査が見直されていることを示すものでしょう。近年、結核の脅威を軽視しがちだった医療関係者の認識が高まっていることは、結核予防に明るい光を投げかけています。

緊急事態宣言を機会に、日本の結核対策がもう一度見直され、より有効な対策に改められていくことを心から願っています。

●注意が必要な誤解による感染者への差別

ところが、一方では、緊急事態宣言によって悪い影響も少数ですがあらわれています。といっても、宣言そのものが悪いのではなく、十分な知識がないままに結核の怖ろしさを必要以上に心配するなどのマイナスです。

たとえば、ある中学校で集団感染があり、予防のために薬の服用が必要とされた生徒が、ほかの生徒たちから、結核をうつす恐れのある危険な患者扱いをされていじめの対象となったケースがあるようで

一　医師会及び病院関係団体におかれては、傘下会員等に対して、結核の基本的知識の再確認、結核診療技術の向上、院内感染の予防、結核患者が発生した場合の適切な対応に向けての周知等を図っていただきたいこと。

一　老人関係施設を始めとする施設の関係団体におかれては、傘下会員等に対して、施設内感染の予防、結核患者が発生した場合の適切な対応に向けての周知、健康診断の実施の徹底等を図っていただきたいこと。

一　結核に関する研究機関や関係学会におかれては、結核の診断、治療等に関する研究と研修のより一層の推進を図っていただきたいこと。

一　結核対策に取り組んでおられる各結核関係団体におかれては、正しい知識の普及を始めとする結核対策の推進により一層取り組んでいただきたいこと。

一　国民各位におかれては、結核に関する正しい知識を理解され、健康診断を積極的に受診されるとともに、咳が続くような場合には風邪だと思い込むことなく医療機関を受診される等、結核の予防に努めていただきたいこと。

結核が国民病といわれていた時代に逆戻りさせず、国民の健康を結核の脅威から守っていくために、厚生省を始めとして関係省庁や地方公共団体、各種関係団体、国民一人一人が結核の問題を再認識し、我が国が一丸となって結核対策に取り組んでいくことが求められています。私は、国民の一人一人が結核対策に御協力いただくことにより、我が国の結核対策は必ず成功し、結核を克服することができると確信いたしております。重ねて皆様の御理解と御協力をお願いいたします。

平成１１年7月２６日

厚生大臣　宮下創平

●結核緊急事態宣言

平成11年7月26日厚生大臣発表

公衆衛生審議会が6月30日に「21世紀に向けての結核対策（意見書）」を提出し、それをうけて厚生省は平成11年7月26日結核緊急事態を宣言しました。

宣言文

結核は、かつて我が国において国民病と言われる時代がありましたが、国民の生活水準の向上や医学・医療の進歩、結核対策に携わってこられた関係者の献身的な努力により、以前に比べて大きく改善してきました。このような状況の下、一般の国民のみならず医療関係者や行政担当者までもが、結核は既に我が国で克服された過去の病気であると錯覚してきたのではないでしょうか。結核は決して過去の病気ではありません。世界保健機関は、平成五年に結核の非常事態宣言を発表し、加盟各国に結核対策の強化を求めています。我が国においても、平成九年で約四万二千人の新規結核患者が発生し、約二千七百人が結核で亡くなるという我が国最大の感染症であります。さらに近年、多剤耐性結核の問題、多発する学校、医療機関、老人関係施設等における結核集団感染の問題、高齢者における結核患者の増加の問題、在日外国人における結核患者の問題等、緊急に対応を図らなければならない重要な課題が出現しております。また平成九年には、これまで減少を続けてきた新規発生結核患者数が三十八年ぶりに、罹患率が四十三年ぶりに増加に転じたことが明らかになっており、今後も引き続いて増加していく危険性が指摘されています。現在の我が国の結核の状況は、今後、患者数が増加し多剤耐性結核がまん延する等、再興感染症として猛威をふるい続けるか否かの分岐点に立っており、まさに今日、医療関係者や行政担当者を含めた国民一人一人が結核を過去の病気として捉えるのを改め、国民の健康を脅かす大きな問題として取り組んでいかなければ、将来に大きな禍根を残すこととなります。以上のことから、厚生省として、ここに結核緊急事態を宣言し、関係省庁、地方自治体や関係団体とともに、再興感染症としての結核問題の国民への普及啓発、健康診断を始めとする結核予防法に基づいた各種施策、結核発生動向調査事業や結核特別対策促進事業を強力に推進するとともに、国立療養所を拠点とする多剤耐性結核等への対応を含む専門医療体制を充実してまいります。国民各位や関係団体等におかれても、結核の問題を再認識し、次のような対策の推進に取り組まれることを要請いたします。

一　地方自治体におかれては、結核対策の最前線である保健所等の結核対策機能の強化、結核患者が発生した場合の危機管理の観点からの迅速かつ的確な対応、健康診断の実施の徹底等を図っていただきたいこと。

す。また、ある大学の集団感染の事例では、町の人がその大学に通う学生すべてを危険な患者とみなして、「学生さんの下宿を引き受けて大丈夫か」とか、「アルバイトにその大学の生徒を雇って大丈夫か」など、常識を逸脱した過剰な反応が見られたケースもあります。

これらは次に述べるように「感染」と「発病」が全く異なる結核の特徴を正しく理解していないために起こった誤った反応です。

前述の中学校のような例は、例外的な事例ですが、緊急事態宣言をきっかけとして、結核という病気を再認識し、正しい知識が広く普及することを強く望みたいと思います。

■―「感染」と「発病」の違い

結核に関してよくみられる誤解が、「感染」と「発病」の混同です。

理論的に「うつるということ（感染）」と、「結核になる（発病）」ということをつきつめていくと大変難しいこととなりますが、あまり難しい議論は別にして現実的に考えると次のようになります。同様のことは結核になった場合、周りの人に結核をうつす恐れのある病状の人（感染性患者）と、うつす心配はない人（非感染性患者）の違いについてもいえますので、できるだけわかりやすく述べてみたいと思います。

●結核はこうして感染する

まず結核のうつり方です。結核を発病し、その人のたんを顕微鏡で調べると結核菌が見つかるような病状の人（喀痰塗抹陽性患者）が、せきをしたり、大声で歌ったりすると、結核菌の混じったしぶきが周りに飛び散ります。大きなしぶきは重いのですぐ落下しますが、乾燥した空気の中で水分が蒸発すると結核菌は裸の状態となり、こうなるとかなりの時間、空中に残っています。周りの人がこれを吸い込むとうつってしまうのです。空気感染といわれる理由です（五八頁参照）。このようなうつり方からもわかるように、たんの中に菌がたくさん出ている人ほど、またせきの強い人ほど、周りの人に結核をうつす恐れが強くなります。

実際には、結核が発見され治療が始められると、今の薬は強力なので、たんの中の菌の量は急速に

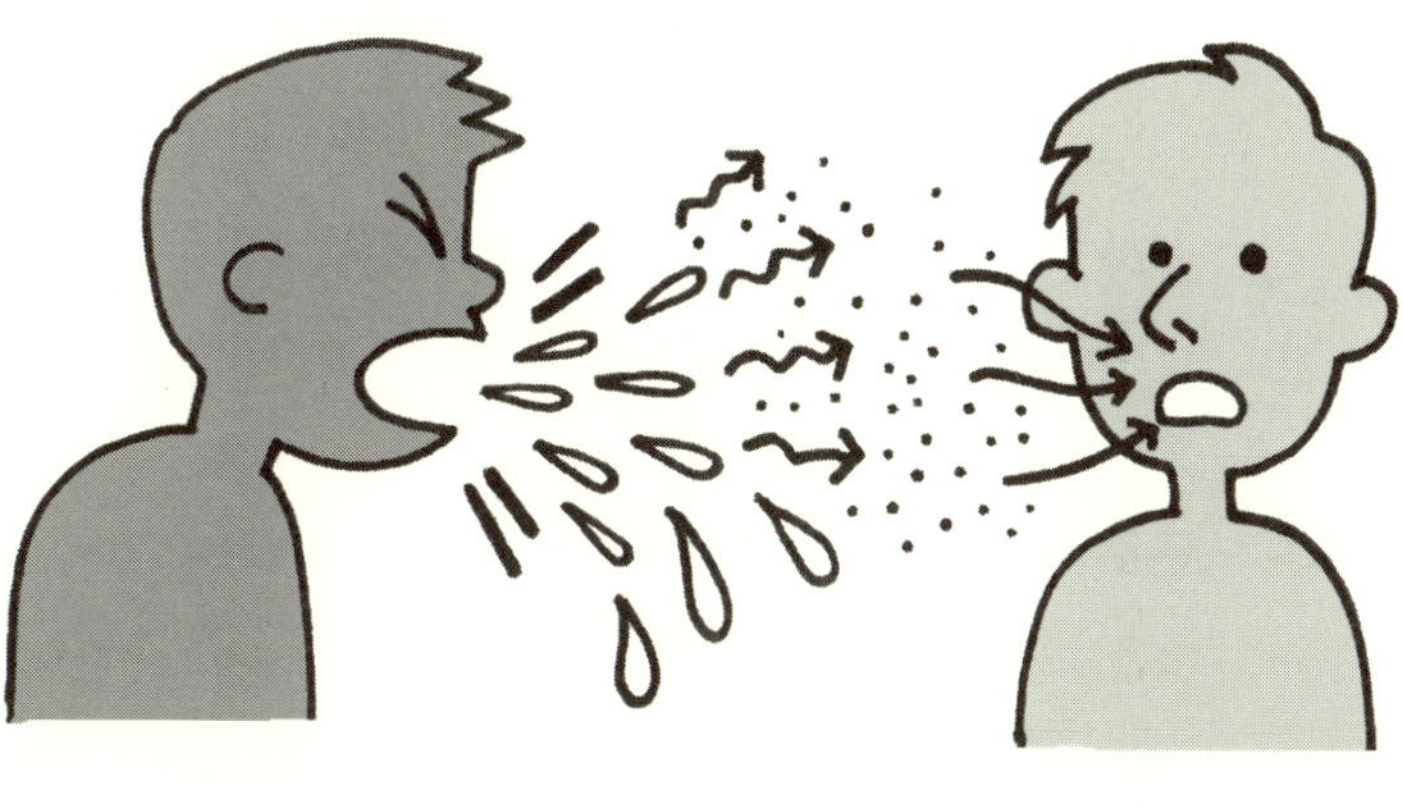

減り、せきも出なくなりますので、うつす恐れは病気の診断の後ではそれほど心配ではありません。むしろ見つかる前、本人も、周りの人も、結核になっていることを知らないでいる間が一番危険であるといえます。せきが続くようなら、早めに一度は受診して下さいというのは、このような潜んでいる結核を早く見つけるためです。

せきが続くからといって、それがすべて結核とはいえないことは当然です。多くは風邪でしょうし、たばこを吸う人ではせきやたんがあるでしょう。またせきは気管支炎があっても、肺炎を起こしても出ますので、「せき」イコール「結核」ではありません。しかし、せきが長引く場合に、もし結核が潜んでいれば大変なことになるので、一度は受診して結核ではないこと、そして肺がんや肺炎など重大な病気がないことを確かめて下さい。

患者から出たしぶきは、換気が良いところなら薄まります。最近は空調やサッシの普及で部屋の気密性が高まっているので、以前に比べると室内では結核はややうつりやすい条件になっているといえましょう。

●結核の発病

結核菌の感染を受けた人の肺には小さな病巣（初感原発巣という）ができており、肺門のリンパ節にも小さな病巣ができています（両方をあわせて初期変化群と呼んでいます）。どちらの病巣にも結核菌が閉じ込められていますが、免疫が働いているために増殖できないでいるのです。ここに閉じ込められている菌はもちろんせきなどをしても外に出ることはないので、他人に感染させることも絶対にありません。この初期変化群は比較的治りやすく、感染した人の八〇～九〇％は一生、このままで発病しないですみます。

ところが、感染したときにできた肺の初感原発巣、あるいはリンパ節巣がある程度以上大きくなると、病巣内の結核菌の数もずっと多くなり、リンパの流れや血流に乗って広がったり、あるいは病巣が気管支に崩れて肺のほかの場所に病巣が広がったりします。このため、これらの病巣のどちらか、あるいは両方が胸のレントゲン写真に映るほど大きくなると「発病」したというわけです。感染後二～五カ月頃からこのような発病がみられます。子どもの結核ではこのような発病がときどき見られますが、ＢＣＧ接種が普及してから非常に少なくなりました。

さて、初期変化群には結核菌が閉じ込められているといいましたが、この菌が何らかの理由で増殖し、血液やリンパの流れでほかの場所に運ばれたり、気管支に破れて肺のほかの場所にとんで病巣をつくると、今度はなかなか治りにくくなります。慢性肺結核症の始まりです。もちろん飛び火した病巣は初めは小さいのでレントゲンなどで調べてもわかりませんが、レントゲン写真などでわかるほどの大きさになるとその後どんどん発展する可能性が強くなるので「発病」したといいます。

話は少し難しくなりましたが、この慢性肺結核の発病は感染後、八～九カ月で起こることが最も多いのですが、五年後、一〇年後、あるいは二〇年後に発病することもあります。結核菌はしぶとい菌で、病巣のなかでじっと何年でも生きていることが特徴であるといえましょう。

結核集団感染、院内感染はなぜ起こるか？

話が少し難しくなりました。そこで結核という病気がどんな病気か、より具体的に理解するために、結核集団感染や院内感染について少し考えてみたいと思います。これはまた、最近、新聞紙上をにぎわすことが多い集団感染や院内感染をより正しく理解するのにも役立つと考えるからです。

わが国で結核集団感染事件が最初に発生し報告されたのは一九三七年で、東京のある小学校で男性教師が感染源になり、小学三年生の四七人中三八人（九一％）が感染、十二人が発病、このうちの四人が死亡した事件です。この頃、わが国の結核蔓延状況は非常にひどかったのですが、集団感染事件の報告はきわめてまれで、二、三年に一件報告される程度でした。報告が増えだしたのは一九八〇年代の後半からで、それでも年間の報告数は一〇～一五件程度、その多くは小学校、中学校など子どもの集団で起こったものでした。

ところが九〇年代の後半になると、結核集団感染の報告数は増え続け、九七年、九八年には四〇件を超える事件が報告されています。件数が増えただけでなく、発生する集団にも変化が見られます。病院、事業所など成人の集団が半数を超えるようになり、また、刑務所、老人施設、サウナなど、集団感染の発生場所は多様化してきています。

図5　結核の集団感染発生件数

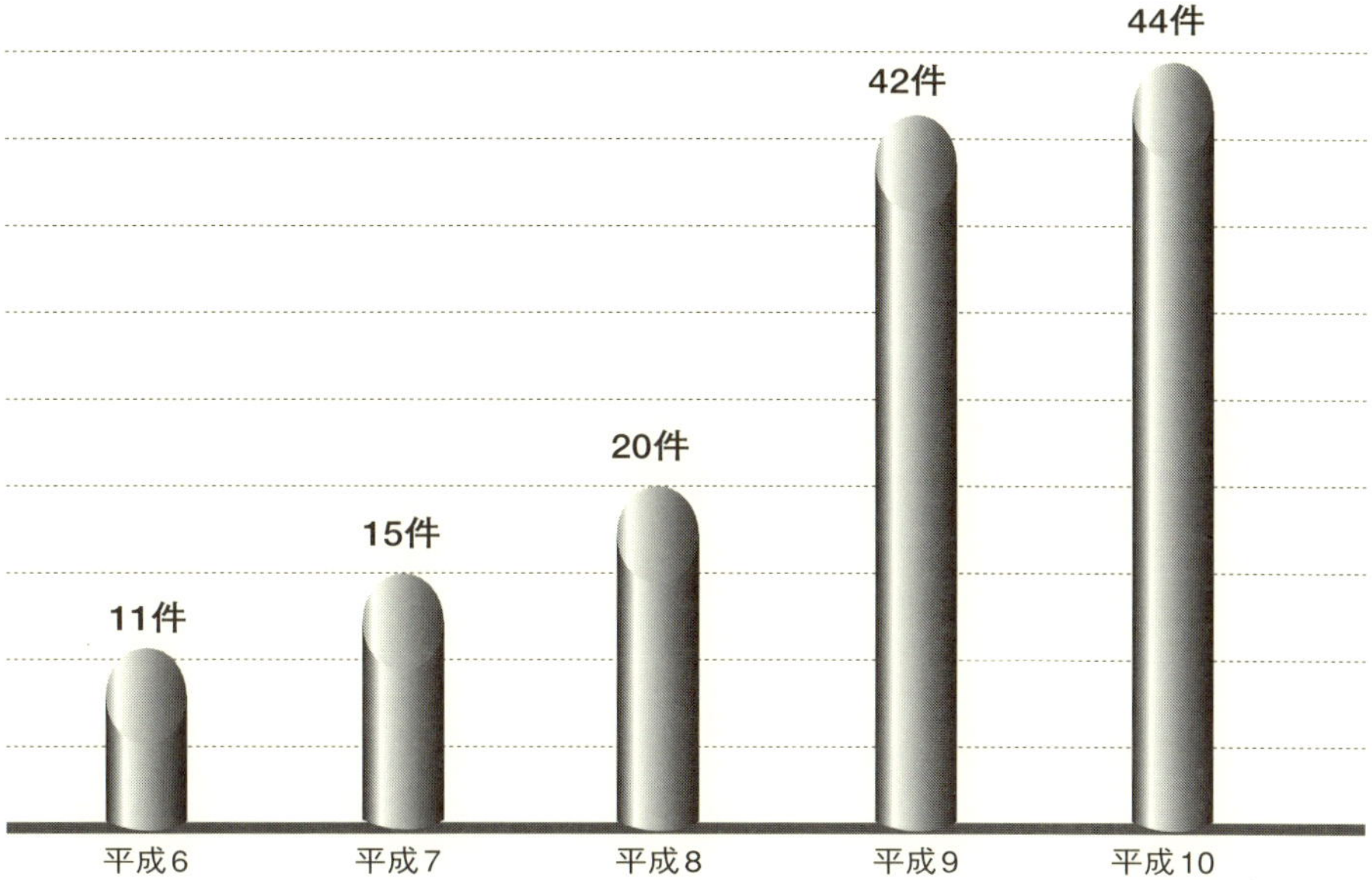

日医ニュース第911号より改変

表1　結核集団感染の発生機関

（1997年までの報告）

年＼総数	総数	幼稚園	小学校	中学校	高校	大学	塾	病院	事業所	地域
総数	161	6	12	17	35	7	7	26	41	10
1990～	47	–	1	4	7	2	1	13	14	5
85～	59	2	3	6	18	2	5	8	12	3
80～	30	2	–	4	7	2	1	3	10	1
70～	15	2	2	2	3	–	–	1	4	1
60～	2	–	–	–	–	–	–	1	1	–
50～	2	–	2	–	–	–	–	–	–	–
40～	5	–	3	1	–	1	–	–	–	–
30～	1	–	1	–	–	–	–	–	–	–

なぜ、結核が少なくなった今になって結核集団感染や院内感染が増えるのか、不思議に思う人もあるかもしれません。その理由は、①今では六〇歳未満の働く人の大部分が結核に感染しておらず（結核未感染）、したがって結核菌を吸い込めば感染するおそれがあること、②結核の感染源となるおそれのある塗抹陽性患者の発生が増えていること、③学校、病院、事務所などどこでも建物が近代化し、以前より感染しやすい環境条件があること、④油断から、患者の受診が遅れ、診断が遅くなるケースもあること、⑤事件が発生すれば新聞などに報道されることが多くなったことなどが主なものでしょう。

●今では誰でも結核に感染するおそれがある

結核に感染して二カ月くらい経つと免疫ができるので、その後再び結核菌を吸い込んでも今度は感染しません。つまり、普通、結核の再感染は起こらないのです。以前結核が多かった頃、結核療養所に勤務する医者などは、結核菌を吸い込む機会はずい分多かったと思われますが、感染し発病する人が案外少なかったのは、勤め始める前にすでに感染を受けていたので、療養所で感染することがなかったからです。

ところが今では状況が全く違います。表2に見るように、二〇歳の人では結核に感染しているのはわずか一・八％だけで、九八・二％の人は感染していません。三〇歳でも感染しているのは四・四％だけ、四〇歳になっても九・五％、六〇歳になっても約半数は結核の感染を受けていないのです。ですから、働いている人の多くは結核未感染で、結核菌を吸い込めば感染を受けるかもしれないのです。

表2　年齢階級別結核既感染率の推計

（%）

	1990年	1995年	2000年	2005年	2010年
5歳	0.4	0.3	0.2	0.2	0.1
10	0.9	0.7	0.5	0.4	0.3
15	1.5	1.2	0.9	0.7	0.5
20	3.2	2.4	1.8	1.4	1.1
30	8.9	6.2	4.4	3.3	2.6
40	22.5	14.5	9.6	6.7	4.8
50	47.9	35.1	23.1	14.9	10.0
60	72.6	60.5	48.3	35.5	23.4
全年齢	31.2	28.2	25.2	22.0	18.8

出典：青木正和、「ヴィジュアルノート結核　院内感染防止ガイドライン」、1998

表3　職種別、接触状況別、感染状況

1972年、アメリカでの院内感染事例における調査

	濃厚接触者 感染/総数	軽度接触者 感染/総数	不明 感染/総数	間接接触者 感染/総数	合計 感染/総数	感染率 %
医師、医学生	7/10	2/7	1/6		10/23	43
看護婦	6/16	0/12	2/8	1/18	9/54	17
病棟セクレタリー		2/5		0/3	2/8	25
食養部員		1/2		0/3	1/5	20
X線技師		1/2			1/2	50
ハウスキーパー		0/5		0/3	0/8	0
合　　計	13/26	6/33	3/14	1/27	23/100	23
感染率（%）	50	18	21	4	23	

出典：Ehrenkranz,1972

今では六〇歳以下の人の大部分は一回はBCG接種を受けています。ですから、ツベルクリン反応検査をすると陽性の反応を示す人が多いのですが、BCGでは結核の感染は防げません。発病をある程度防ぐだけなのです。ですから、ツベルクリン反応が陽性だといって安心することはできないのです。事実、最近ある中学校の三年生で起こった集団感染例を見ると、ほとんど全員が乳幼児、小学一年生、あるいは、中学一年生の時点でBCG接種を受けており、なかには二回、三回受けている人も少なくなかったのです。それにもかかわらず、感染を受け、一部は発病しているのです。もちろん、だからといってBCG接種は効かないというつもりは毛頭ありません。もしBCG接種が行われていなければ、もっと多くの人が発病したかもしれないのです。

BCGを接種するとツベルクリン反応が陽性になりますが、この反応は結核菌に感染したときの反応と全く変わりません。つまり、BCG接種を受けた人では、ツベルクリン反応検査で結核の感染があったか否かの判断が非常に難しくなるので、BCG接種の時期、過去のツベルクリン反応の時期、反応の大きさ、あるいは感染源との接触の有無などを総合的に判断して感染の有無を診断しているのです。つまり言葉を換えれば、今では誰もが結核に感染していないかもしれないし、感染しているかもしれない。正確にはわからなくなっているのです。結局、自分の身を守るためには、結核菌を吸い込めば感染を受けるかもしれないと考えておいたほうが良い、というのが正直なところでしょう。

ただしすでに述べたように、普通は「再感染」は起こらないので、結核の既往歴がある人、胸のレントゲン写真で結核の治った痕がある人など、感染が確かな人は再感染を恐れる必要がないことはいうまでもありません。

●結核集団感染は当分なくならない

牛が結核になると大量の結核菌（ウシ型菌）を牛乳の中に出します。これを消毒しないで飲むと、腸から感染します。今でも南米やアフリカでは牛からの結核感染が少なからず見られますが、幸いなことに日本ではずっと以前から結核に感染した牛は飼育してはいけないこととなっており、また、消毒しない牛乳を販売することはできないので、牛乳から結核の感染を受けることは全くなくなりました。日本では結核はもっぱら人から人へと伝染しているのです。

結核の感染源となるのはいうまでもなく結核患者ですが、すべての結核患者が感染源となるわけではありません。たんをガラスに少し塗って染色して顕微鏡で見ると結核菌が見つかるほど大量に結核菌を排菌している患者（塗抹陽性患者）が、せきをしている場合が危険なのです。患者さんが結核の診断を受ければせきをするときに口を覆うなど注意するでしょうし、治療を始めればたんの中の結核菌数は急速に減り、せきも少なくなりますので、感染源としての危険性は治療開始後二〜三週間でずっと低くなります。つまり、診断前の患者が激しいせきをし、菌を大量に出している場合が危険なのです。

学校や事業所に結核未感染者がいくらたくさんいても、感染源がいなければ結核に感染することはありません。しかし、わが国ではまだ結核は多く、他人に結核を感染させる恐れが高い塗抹陽性肺結核患者だけでも一年間に一万六〇〇〇人も発生しているのです。しかもこの一〇数年、微増を続けています。

こういう菌陽性の患者でも、せきなどを訴える前に集団検診で発見されていれば問題ないのですが、

【結核菌の遺伝子研究（その1）】

●感染源・感染経路を特定するＲＦＬＰ分析

近年、著しい進歩を遂げている科学分野のひとつが遺伝子研究です。遺伝子研究については倫理や安全性の面などで今後さらに論議が必要ですが、医学分野に新たな可能性をもたらす重要な手段であることは確かです。

結核についていえば、結核菌のＤＮＡを分析して感染源や感染経路を特定するＲＦＬＰ分析が遺伝子研究の大きな成果として知られています。

結核菌の遺伝子には、ある特定の配列がＤＮＡのいろいろな部分にみられます。そして、その特定の配列は一つ一つの菌によって出現する場所や数が異なり、しかも、その出現場所や数はその結核菌が分裂・増殖しても変化しないことがわかったのです。いわば人間における指紋のようなもので、この結核菌の指紋を調べれば、ある感染者が誰の菌に感染したかが特定できるわけです。

これまで結核患者が出て感染経路を調べる場合には、その患者がどこで誰と接触し、誰から感染したかを推測するほかありませんでした。もしも、その患者が複数の結核患者と接触していた場合には、接触した時期や接触度によって判断するほかなかったのです。しかしＲＦＬＰ分析ならば、同じ感染源から感染したかどうかが明確に判断できます。実際、大都会でホームレスの人たちに結核患者が出た際にも、その人たちの結核菌のＤＮＡを調べることにより、一見無関係と思われた人たちが同じサウナで結核菌に感染していたことがわかったという例があります。

また、この結核菌のＤＮＡパターンには国や地域によって独特のパターンがあることが判明しつつあります。こうした研究が進めば、日本の結核菌がどこからやってきたのか、ルーツを探ることもできるかもしれません。

実際には八五%がせきが出始めてから病院を受診して発見されています。しかも、四～五人に一人はせきが出始めてから二カ月以上経って初めて医療機関を受診しているので、この間に他人に結核をうつしている可能性も否定できないのです。また、病院に行っても必ずしもすぐに結核と診断されるわけではなく、診断されるまでにさらに二カ月以上かかる患者さんも一三～一四%見られます。結局、菌陽性患者の半数以上が、せきが出始めてから診断までに二カ月以上かかっているのが実状です。この間、もし多くの人と接触していれば集団感染が起こっても不思議ではないのです。

●どこで結核の感染が起こるか?

結核菌を排菌している患者があり、その周りに結核未感染の人がいれば結核の伝染が起こる可能性があります。何人感染するかは、患者が飛散させる菌の数、接触した未感染者の数、環境条件などによって決まります。もし狭い密閉された部屋で長い間多くの人が接触すれば多人数が感染するでしょうし、大量に排菌している患者と接触しても広い屋外での接触だったら、それほど多くの人は感染しないでしょう。普通は話をする程度の距離で接触すると感染の危険が高いといわれています。

屋外での接触の場合、風があれば菌はすぐに広い範囲に拡散するでしょうし、陽が照っていれば結核菌は比較的早く紫外線で殺菌されます。同じ屋外でも、風が通らない、薄暗い所だったら、多くの人が感染するかもしれません。

屋内の場合は、部屋の広さと換気の状況によって感染の危険度は違ってきます。広ければ広いほど菌

図6　結核の院内感染発生件数

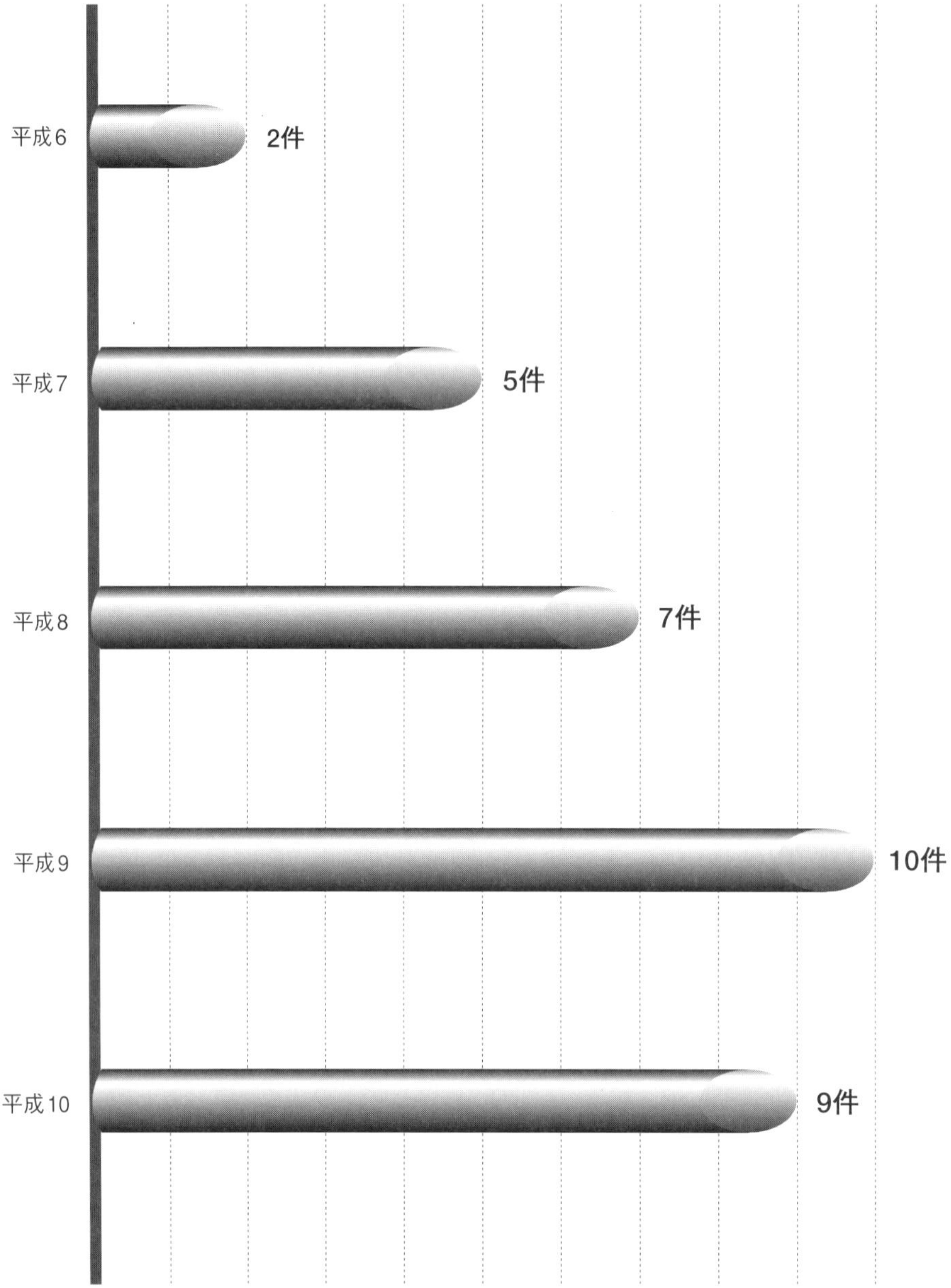

日医ニュース第911号より改変

は広い範囲に拡がりますので、結局空中の菌の密度が低くなり、一人一人の感染の危険は低くなります。部屋の換気を強くして、部屋の空気が一時間に一〇回も入れ替わるほどよく換気をすれば、結核菌が浮遊していたとしても外に出されてしまうので安全です。よくいわれているように、病院のあまり広くない、しかも密閉され換気の回数が少ない気管支鏡検査室でせきを誘発する措置を行なった場合、その患者がもし結核菌陽性だったら、部屋の中にいる多くの人が感染する可能性があるということになります。

また、病院とは違いますが、狭い密閉された部屋の中で、大勢の若者が集まってカラオケを楽しんでいるところに、もし排菌している患者がいれば、大勢が感染することも起こりうるわけです。

結局、結核未感染の人が大勢集まっているところに、結核菌を排菌している患者がいれば、どこでも結核集団感染は起こり得るし、もしその部屋が狭く、密閉され、換気が悪ければより多くの人が感染することとなるでしょう。ただし、結核は麻疹やインフルエンザなどと比べればずっと感染しにくい、ということも知っていてよいと思います。集団感染を起こした感染源を調べると、大部分が一カ月も二カ月もせきをしながら学校に通ったとか、仕事を続けたという例が多いのです。

●結核の院内感染はなぜ増える？

わが国で最初に報告された結核院内感染事件は一九六五年に発生した東京のある産院での事件です。この年の七月三〇日から八月四日までの六日間に未熟児室に収容されていた新生児を中心に集団感染が起こり、三十三人もの未熟児が発病、うち一人が死亡、このほか一九人が感染したという不幸な事件で

図7　結核の院内集団感染事件の発生年

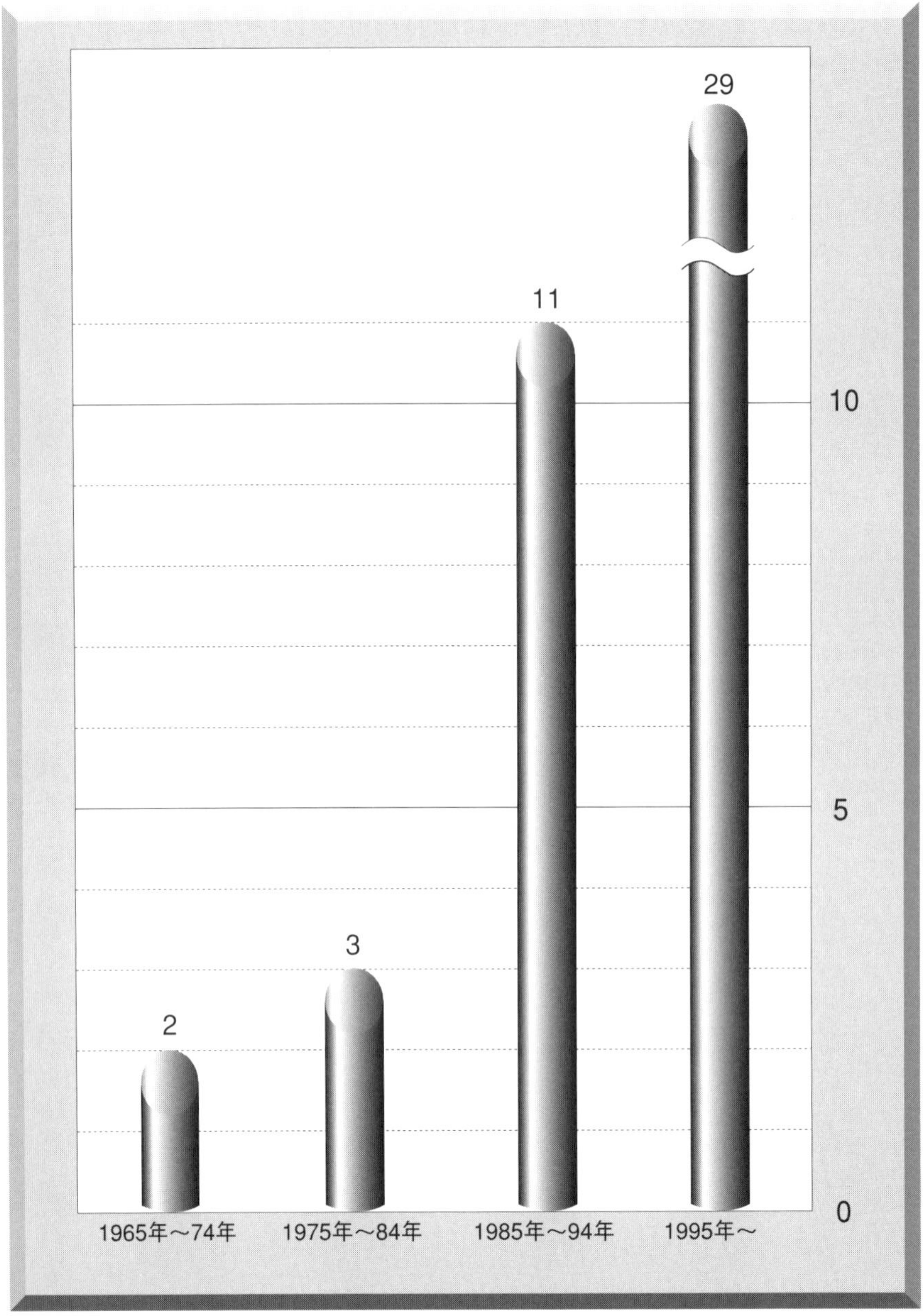

した。それから今日まで三〇数年の間の結核院内感染の状況を見てみますと、初めの一〇年間の報告数は二件、次の一〇年間には三件でしたが、一九八五年から九四年までの一〇年間には十一件と増加し、九五年以後今日までの四年足らずの間にすでに報告例は三〇件を超えており、最近の院内感染事例の増加は本当に著しく、この傾向から見ると今後もさらに増えるのではないかと心配されています。

このように増加している理由は、今まで集団感染増加の理由として述べてきたことと同じことなのですが、病院ではこれらの原因がさらに顕著に揃っているために増加が著しくなっていると考えられています。

病院は病気を治すところなのに、病院で結核に感染してはかなわない、とよくいわれます。まことにそのとおりです。院内感染は何としてもなくさなければなりません。しかし、病院は「病んだ人々」が集まるところです。いろいろな症状を訴える患者が毎日何十人、何百人と集まってきているのです。このような場所で「結核の院内感染をなくすための方策」を確立するために、病院の関係者は日夜努力していることもご理解いただきたいと思っています。

一般病院の結核院内感染で感染を受け、結核となる「被害者」の多くは病院職員、とくに看護婦です。看護婦の結核発病率は、同じ歳の一般女性と比べると二倍以上高いと報告されています。幸い、この一～二年の間に院内感染対策はずい分と進みました。「△△病院で看護婦が〇〇人結核に感染」などという見出しが新聞紙上に載らないことを心から祈っています。

図8　看護婦・保健婦の結核発病の相対危険度

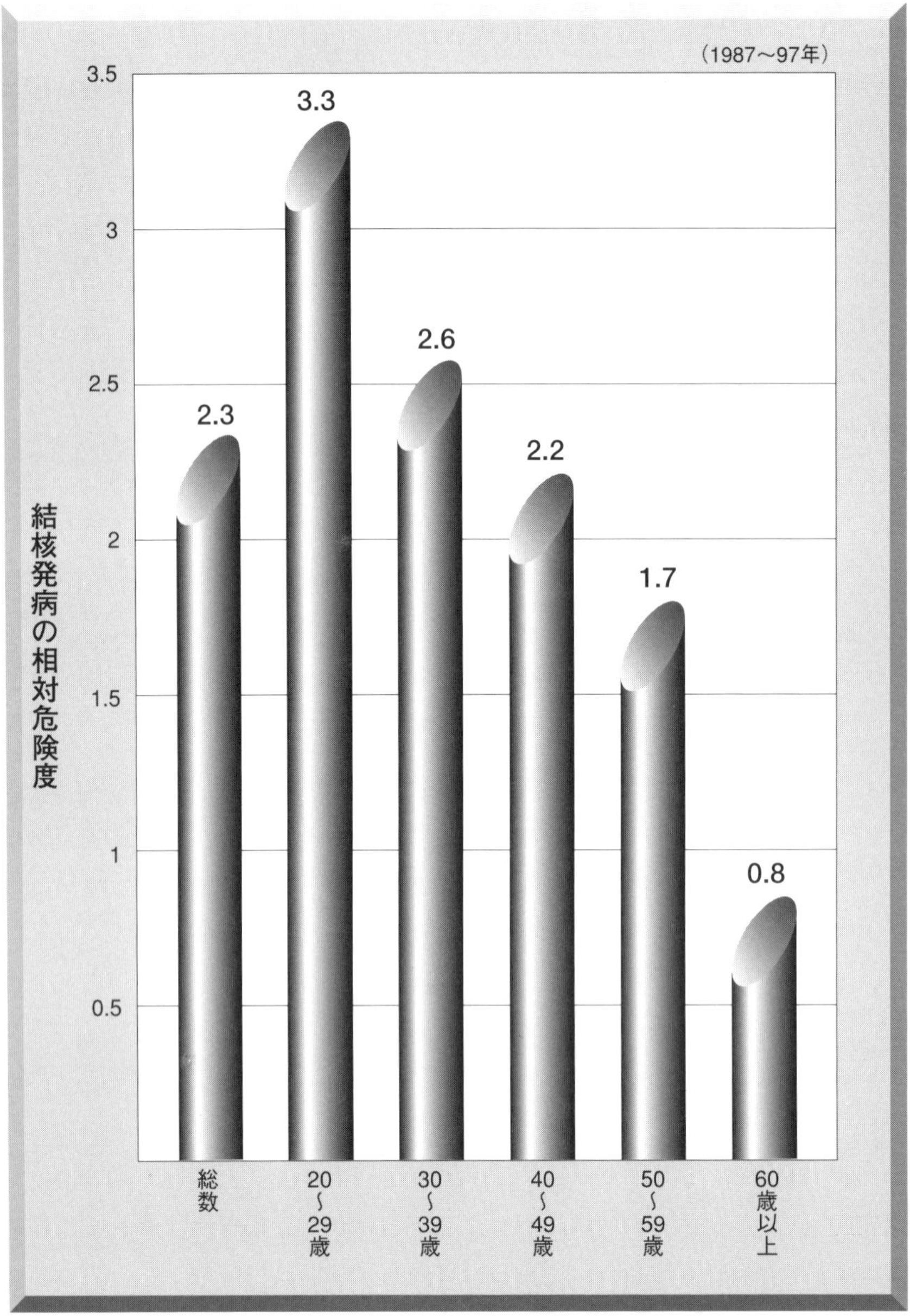

出典：青木正和、「結核の院内感染」、1998

図9　新登録患者の年齢構成

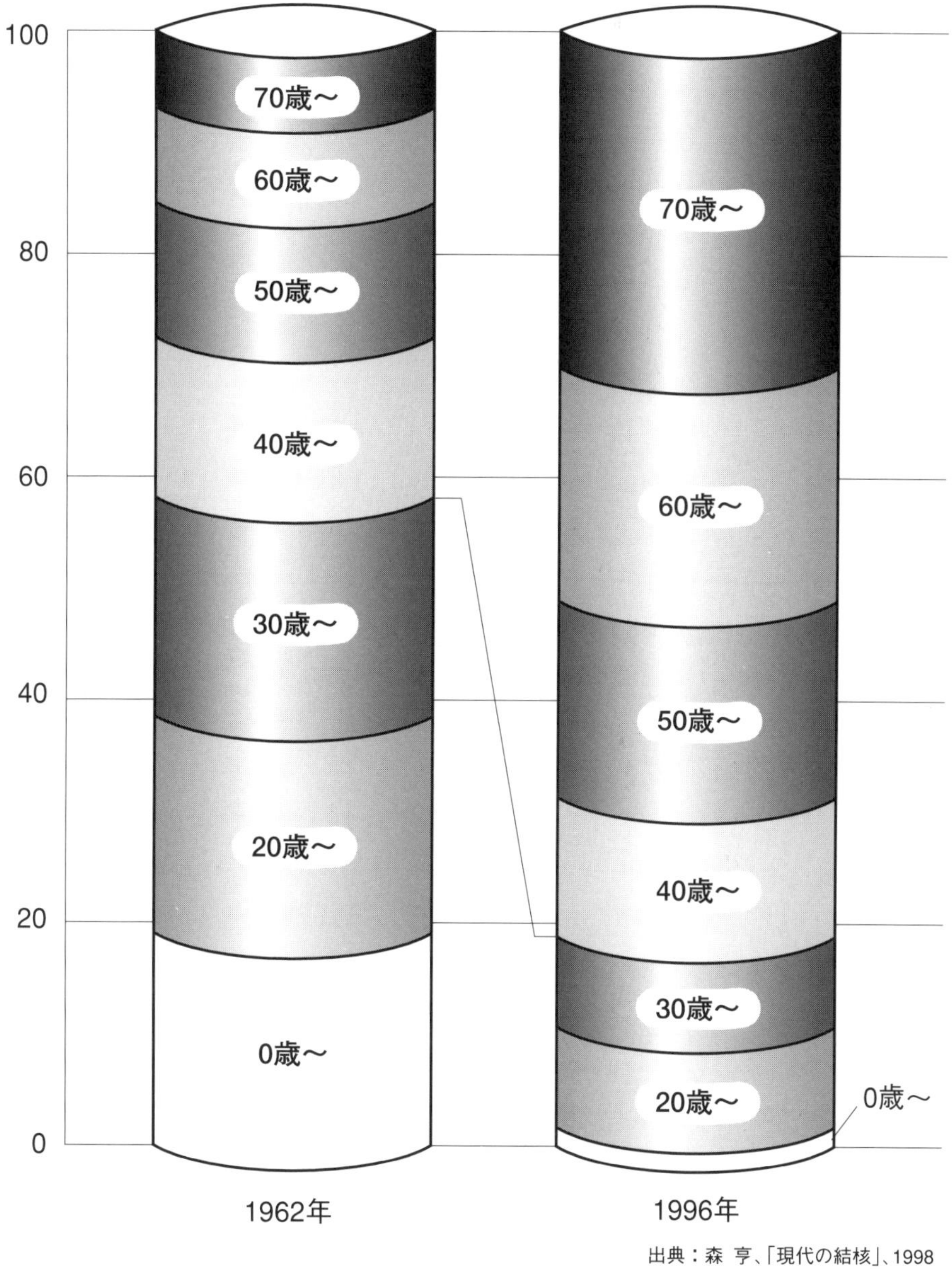

出典：森　亨、「現代の結核」、1998

●精神病院、老人ホームなどでの結核集団発生

最近起こった結核院内感染事件の約半分は精神病院で起こっています。病院の数からいえば一般病院が圧倒的に多いので、精神病院での発生頻度はずい分高いこととなります。なぜ、精神病院では発生が多いのでしょうか。

第一の理由は、精神病院には長い間入院を続けている高齢の患者が多い、ということです。これら高齢患者の多くはずっと以前に結核の感染を受けた既感染者です。結核という病気は、発病するのなら感染後一、二年のうちに発病する率が高いのですが、五年後、一〇年後あるいは二〇年後でも発病することがあります。したがって長年にわたって入院している高齢者の中にはときどき発病者が見られることとなります。こういうときに入院患者全員の検診を行なうと、それまで気づかずにいた患者が発見され、本当は偶然に何人かが発病しただけなのに、あるいは、何年かにわたり累積していた患者が同時に発見されただけなのに、集団感染と騒がれることがあるわけです。

老人ホームなど、老人を収容する施設でも同様です。偶然の複数の発病を集団感染ではないかと心配することもありますし、またあるいは、結核以外の病気なのに胸のレントゲン写真で異常な陰影があるからということで結核と診断され騒ぎになることもあります。肺の病気は高齢者、とくに男性の高齢者で頻度が高いので、診断は慎重にすることが望まれます。

また、すでに見たように、六〇歳になっても約半数は結核未感染となっているので、高齢者でも菌陽

性の患者と接触すれば感染を受けることがあります。この場合には若者の結核感染発病と同じように、結構急速に進むこともあるので注意が必要でしょう。

新潟の老人施設での結核集団感染事件以来、老人の「再感染」が随分恐れられています。再感染発病は、たとえばＨＩＶ（エイズウイルス）感染者などではしばしば認められますし、エイズウイルスに感染していなくても再感染が起こりうることは確かでしょう。しかし、そういう可能性があることはありますが、頻度はきわめて少ないので、あまり心配することはないと考えています。「再感染発病」は起こりうるが（possibleではあるが）、それほど多いとはいえない（probableではない）のです。「再感染発病」はないといって対策を怠ることは良くないので慎重に対応すべきでしょうが、「再感染発病」をあまり恐れることはありません。

第二章

結核の感染と発病のメカニズム

結核に「感染」し、「発病」するとはどういうことか

結核菌の特徴

結核に対する関心がかつてほど高くないとはいえ、現在では、誰もが結核が結核菌によって起こる感染症であることを知っています。また、結核はきわめて古くからある病気でドイツのハイデルベルクで発見された紀元前七〇〇〇年前の人の化石の第四、五胸椎にカリエスが認められていますし、紀元前四〇〇〇年の古代エジプト人の遺体にも結核の痕跡が認められています。

このように人類にとってつきあいが長く、また猛威をふるった病気にもかかわらず、結核の原因が結核菌にあることがわかったのは一九世紀に入ってからのことです。

それまで、長い間、結核は遺伝病と考えられていました。その考えを最初に否定し、結核が感染症であると主張したのはフランスのヴィユマンでした。彼は、人間の結核を人為的にウサギに感染させるこ

とに成功し、それまで支配的だった「結核は遺伝病」という考え方が誤りであることを証明したのです。ただ、ヴィユマンは結核が感染することを証明したものの、原因となる細菌が何であるかは突き止められませんでした。

結核が感染症であることがわかると、医学者たちは、その原因となる細菌の究明に乗り出しました。このころは細菌学が大きな進歩をみせた時代でもありました。そして一八八二年、ドイツのロベルト・コッホが、ついに結核患者の病巣やたんから顕微鏡で結核菌を検出し、それを培養することに成功したのです。コッホは、発見した結核菌を動物に接種すると、その動物が結核を発病すること、また発病した動物からは同じように結核菌が検出されることを証明し、結核の原因がこの細菌であることを明確に示したのです。

ロベルト・コッホ

1843〜1910年

結核の研究だけでなく、1883年にコレラ菌を発見したことでも有名な細菌学者。

1890年には、ツベルクリンを結核治療剤にしようとし、後の結核診断につながりました。1905年に結核に関する研究と発見を評価され、ノーベル医学賞を受賞しています。

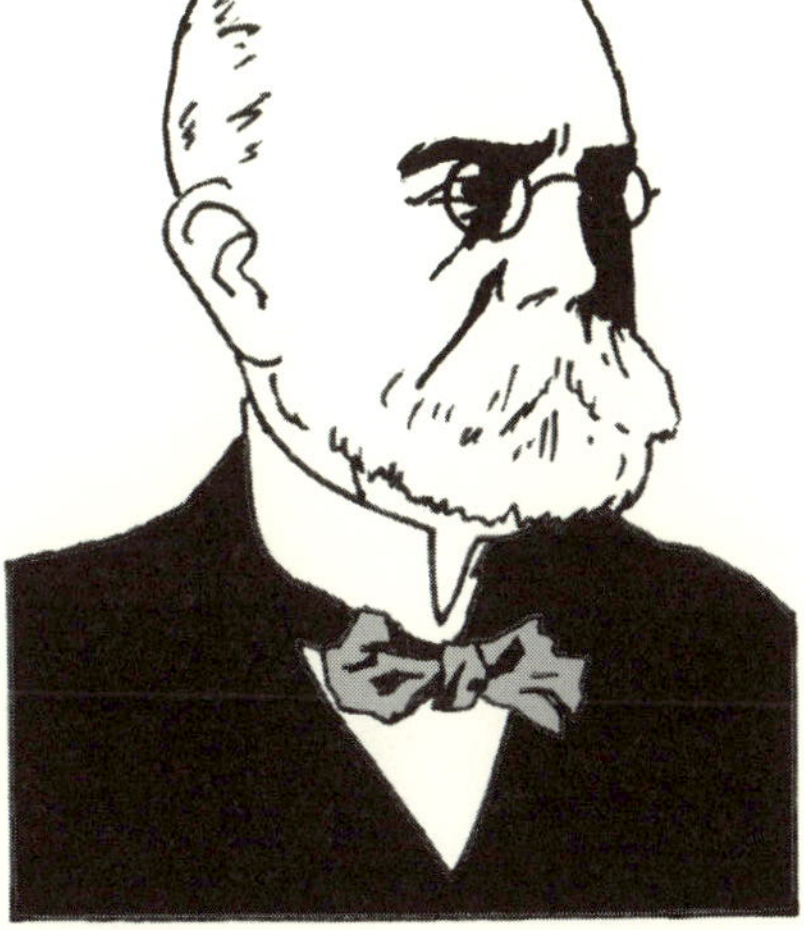

●頑強な生命力をもつ結核菌

結核菌は、長さがおよそ二ミクロンから四ミクロン、太さが〇・三から〇・六ミクロンの菌です。一ミクロンは一〇〇〇分の一ミリですから、一〇〇〇分の二から一〇〇〇分の四ミリということになります。棒のようなかたちをしていて、いくつもの菌がくっつきあっているのが特徴です。結核菌は、細菌分類学上、酸やアルカリに対する抵抗力が強い「抗酸菌」と呼ばれる仲間の一員ですが、その強さの秘密は菌を覆っているロウのような丈夫な膜にあります。この膜によって患者の体外に排出されたのちも水分を失って乾燥することが少なく、ほかの人の体内に侵入すると再び活動をはじめる強い生命力をもっているのです。

私たち人間に結核を引き起こすのは、(ヒト型)結核菌とウシ型(結核)菌、およびアフリカ菌と

結核菌の電子顕微鏡写真

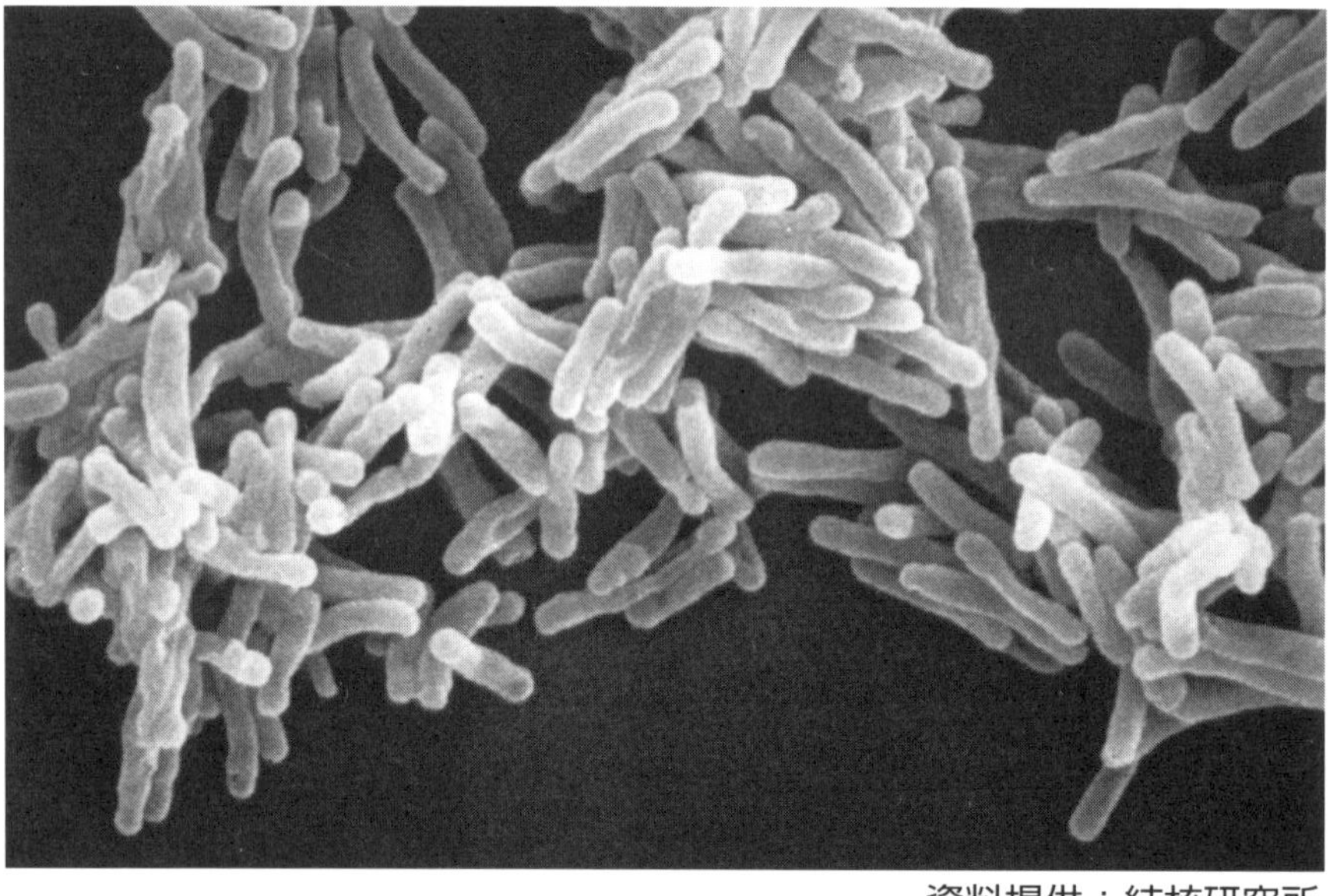

資料提供：結核研究所

呼ばれる三種の菌ですが、わが国にはアフリカ菌はなく、ウシ型菌による結核もふつう見られないので、ほぼ一〇〇%の結核が結核菌によって起されています。ただし、結核菌の進化の過程をみると、ウシ型菌のほうが古く、結核菌はウシ型菌から枝分かれしてできたと考えられています。

ちなみに、抗酸菌の仲間にはハンセン氏病の原因となるらい菌のほか、非結核性の抗酸菌が土や水の中に広く分布しており、この一部は「非定型抗酸菌症」または「非結核性抗酸菌症」という病気の原因となります。これについては後で述べますが、結核菌はこれらの仲間のなかでは比較的新参者で、突然変異によって生まれたものと考えられています。

なお、結核菌は、前述のように酸やアルカリなどには強い抵抗力をもっていますが、紫外線や熱には弱いため、紫外線を用いた殺菌灯が感染防止に用いられることもあります。

感染のしかたと発病のプロセス

一般の人が感染症に対してもちやすい誤解のひとつに、「原因菌の感染」イコール「発病」ということがあげられます。たしかに発病する人は必ずその病気の原因となる細菌やウイルスなどに感染していますが、感染している人のすべてが発病するかといえば必ずしもそうとはいえないのです。感染者の中に発病者が占める割合は病気によって異なり、たとえばはしか（麻疹）や赤痢などでは感染した人の大部分が発病しますが、コレラのように感染した人の一部しか発病しないものもあります。

そして結核の場合も、コレラのように感染しただけで、発病しないまま平常通りの健康な生活をおくる人がたくさんいるのです。

なぜ、同じように結核菌に感染しながら、人によって発病したりしなかったりするのでしょうか。結核菌に感染してから発病するまでの過程をたどりながら、その理由を考えてみましょう。

●飛沫感染と塵埃感染、そして飛沫核感染(空気感染)

結核菌の感染が、飛沫感染か塵埃感染か、昭和の初め頃までずい分論争されました。

飛沫感染は、患者のせきなどによって放出された結核菌を含む飛沫を、ほかの人が直接吸い込んで感染する場合をいいます。一方の塵埃感染は、空気中に放出された結核菌がいったん床や地面などに落ちたのち、ちりやほこりと一緒に再び空気中に舞い上がり、ほかの人に感染する場合をいいます。前者なら直接接触した人だけが感染するでしょうし、後者なら間接的な接触でも感染することとなるので議論を呼んだのです。そして、集団感染など多くの事例を詳細に検討した結果、大部分が飛沫感染による、ということで落ち着きました。

その後、一九三〇年代に入ると、動物実験を含め、多くの研究が重ねられました。そして、結核の感染は飛沫感染ではなく、飛沫核感染である、という現在の考え方が生まれたのです。

さて、それでは結核感染の大部分を占める飛沫核感染は、どのようにして起こるのでしょうか。

ふだんは気になりませんが、私たちが通常の会話をしているときでも、目に見えないしぶきが飛散します。せきをすれば、その放出量はずっと多くなります。そして、せきをした人が大量の菌を出している結核患者であれば、そのときに放出される飛沫の一部には結核菌が含まれており、菌を含んだ飛沫も一緒に放出されます。

空気中に出ると、結核菌の周囲の水分（たん）は急速に蒸発し、結核菌はほとんど裸の状態で空中を浮遊します。この裸の状態の「結核菌」、つまり飛沫核を吸入すると、肺の奥の方まで入り込み、そこで定着して感染するのです。

人間の呼吸器にはいろいろな防御機能が備えられています。たとえば直径五ミクロンの飛沫のまま吸い込んでも鼻毛にひっかかってしまいますし、もう少し小さくても気管・気管支の線毛運動で外に出されてしまい、感染は成立しません。ですから、飛沫核となって吸入され、菌が肺の奥の線毛のない部分

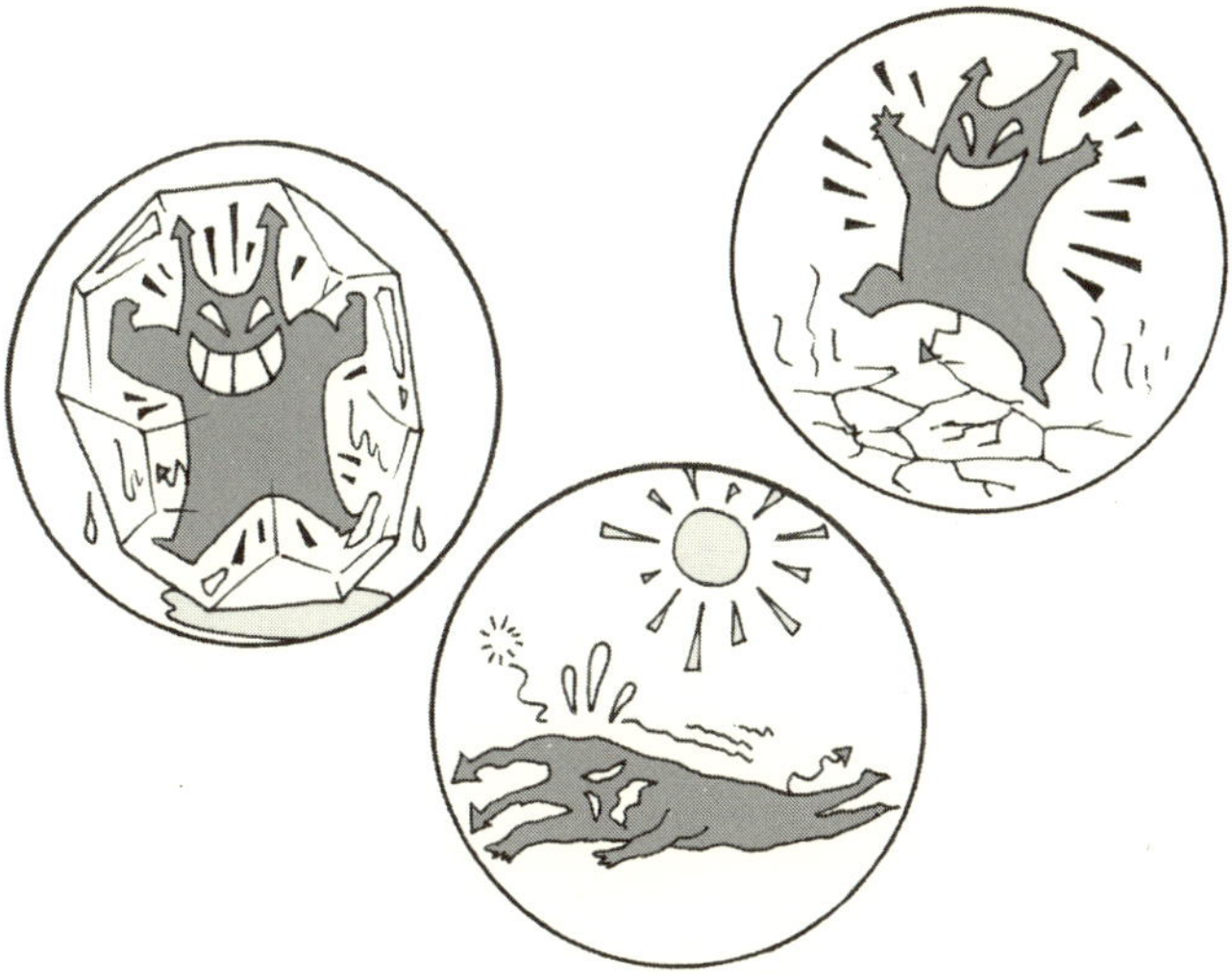

に到達することが感染の条件になるのです。

結核菌は低温や乾燥には強いのですが、紫外線に弱いので、裸の結核菌が数分以上日光にあたると死んでしまいます。ですから、ふとんなどを半日くらい日光にさらすのが付着した結核菌を殺す最も簡便な方法です。

●結核菌の侵入を阻むからだの防御システム

私たちのからだは、病原菌などの侵入を防ぐためのさまざまな機能を備えています。たとえば結核感染の原因となる飛沫核が体内に侵入したとしても、その多くは、まず最初の防御ラインである鼻毛にからめとられてしまい、そこから先に入り込めずに終わってしまいます。なかには運よく鼻毛のジャングル地帯を突破して、気管・気管支まで侵入する結核菌もいます。しかし、気管・気管支の表面は粘り気の強い粘液に覆われているので、もし少しでも壁に接触しようものなら、たちまち粘着テープにふれたハエやゴキブリのように身動きがとれなくなってしまいます。

しかも、気管支の表面は粘液で覆われているだけではなく、線毛が一定の周期で波打っており、粘液にからめとられた異物は体外に、つまり口のほうに向けて送り出されてしまうのです。この粘液と線毛による防御システムは粘液・線毛輸送系と呼ばれ、病原菌などの体内への侵入を防ぐうえで重要な役割を果たしているのです。

こうした二重・三重の防御網を突破した結核菌だけが、肺の最深部にある肺胞にたどりつきます。肺

図10　気管支・肺のしくみ

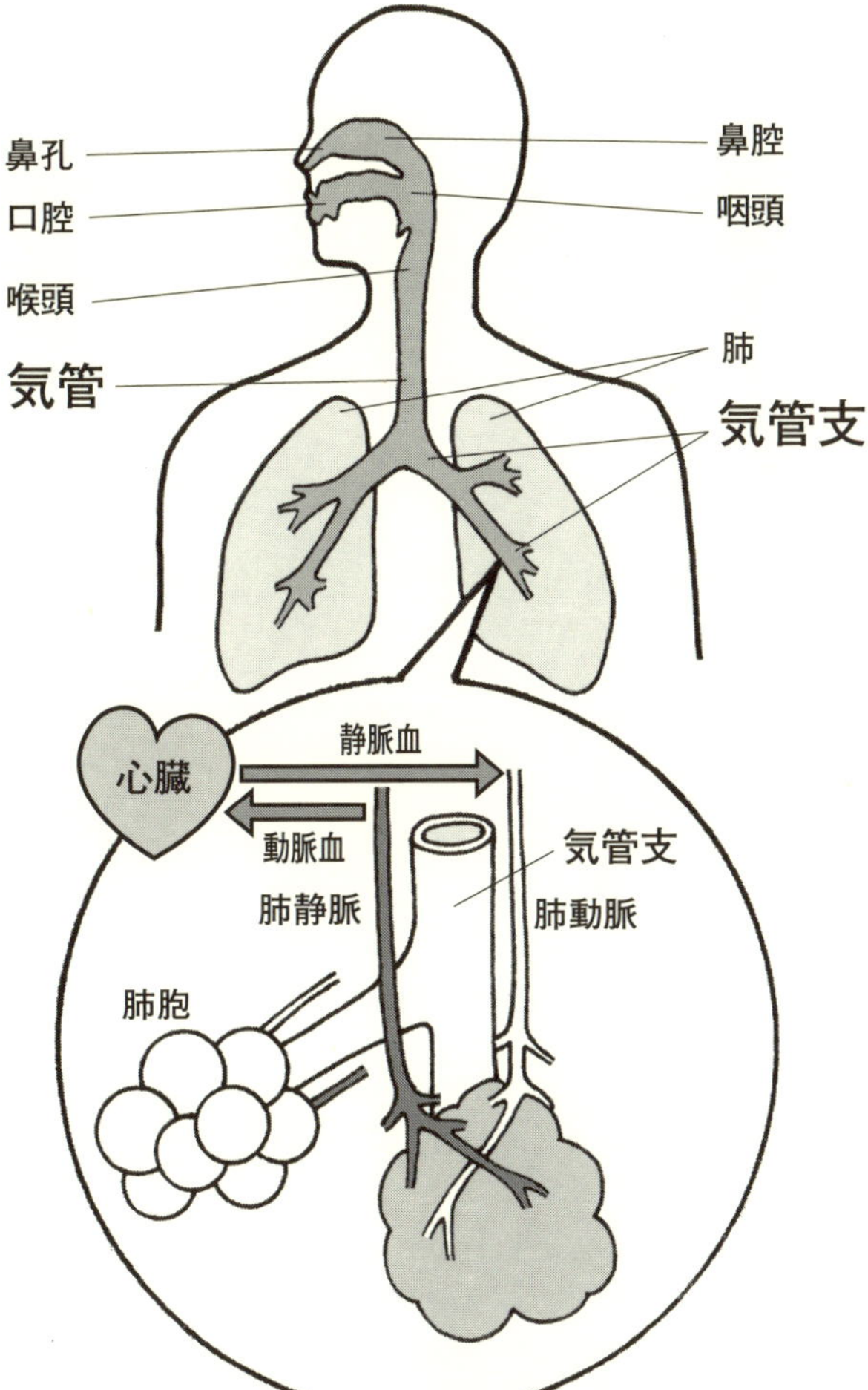

胞は十数回枝分かれをした気管支の先端についた弾力性のある袋状の組織で、ひとつひとつの肺胞にはきわめて細い血管（肺毛細血管）が網の目のようにからみつき、肺胞に入ってきた空気から酸素を取り込む一方で、からだのあちこちから回収されてきた炭酸ガスを肺胞に放出しています。つまり肺胞こそが、肺の最も重要な役割であるガス交換を担当する場所であり、その肺胞の集まったものが肺なのです。ちなみにひとつの肺胞は小さいものの、肺胞の総数は約三億個、すべての肺胞を合わせた容積はおよそ二〇〇〇ccにもなります。

●結核菌とマクロファージの戦い――免疫の成立

さて、話が少し横道にそれましたが、こうして空気中に漂っている結核菌のごく一部が肺の中に侵入してきます。そして肺胞を活動の拠点（足がかり）として、いよいよ体内で増殖をはじめるわけですが、私たちのからだのほうも、そうやすやすと結核菌の活動を許したりはしません。肺胞に結核菌が侵入してきたことを察知すると、すぐに顆粒球と呼ばれる白血球が出てきて結核菌を迎え撃つのですが、これでは抑えきれず、やがてリンパ球、マクロファージという細胞が動員され、結核菌に対する攻撃を開始します。マクロファージは免疫を担当する白血球細胞のひとつで、細菌などの異物が侵入してくると、たちまちそれを取り囲んで食べてしまい、無害な物質に変える働きをもっています。

ところが、結核菌はなかなか頑強で、マクロファージの中に取り込まれても死なず、それどころかマクロファージの中で分裂・増殖をはじめて、ついにはマクロファージを破壊して外に出てきます。もちろん敢闘精神旺盛なマクロファージのほうも、これで戦いをやめたりはしません。仲間を倒してきた結核菌に対して再び襲いかかり、ほかの白血球細胞の協力を受けながら、なんとか結核菌をやっつけようとします。

しかし結核菌のほうも、一度獲得した活動の範囲をなんとか守りきろうと、頑強に抵抗を続けます。一部はリンパ管を通って肺門リンパ節という場所に入り込み、ここでも白血球との戦いを開始します。こうした戦いが始まって約一カ月経つと細胞性免疫が成立し、結核菌を完全に破壊することはできないものの、なんとか活動を抑え込むことができるようになってきます。肉芽《にくげ》組織という特殊な組織で結核菌を閉じこめて、増殖できないようにするのです。

こうして結核菌との戦いを繰り広げながら、私たちのからだは結核菌を抑え込むためのノウハウを獲得し、結核に対する免疫が成立するのです。

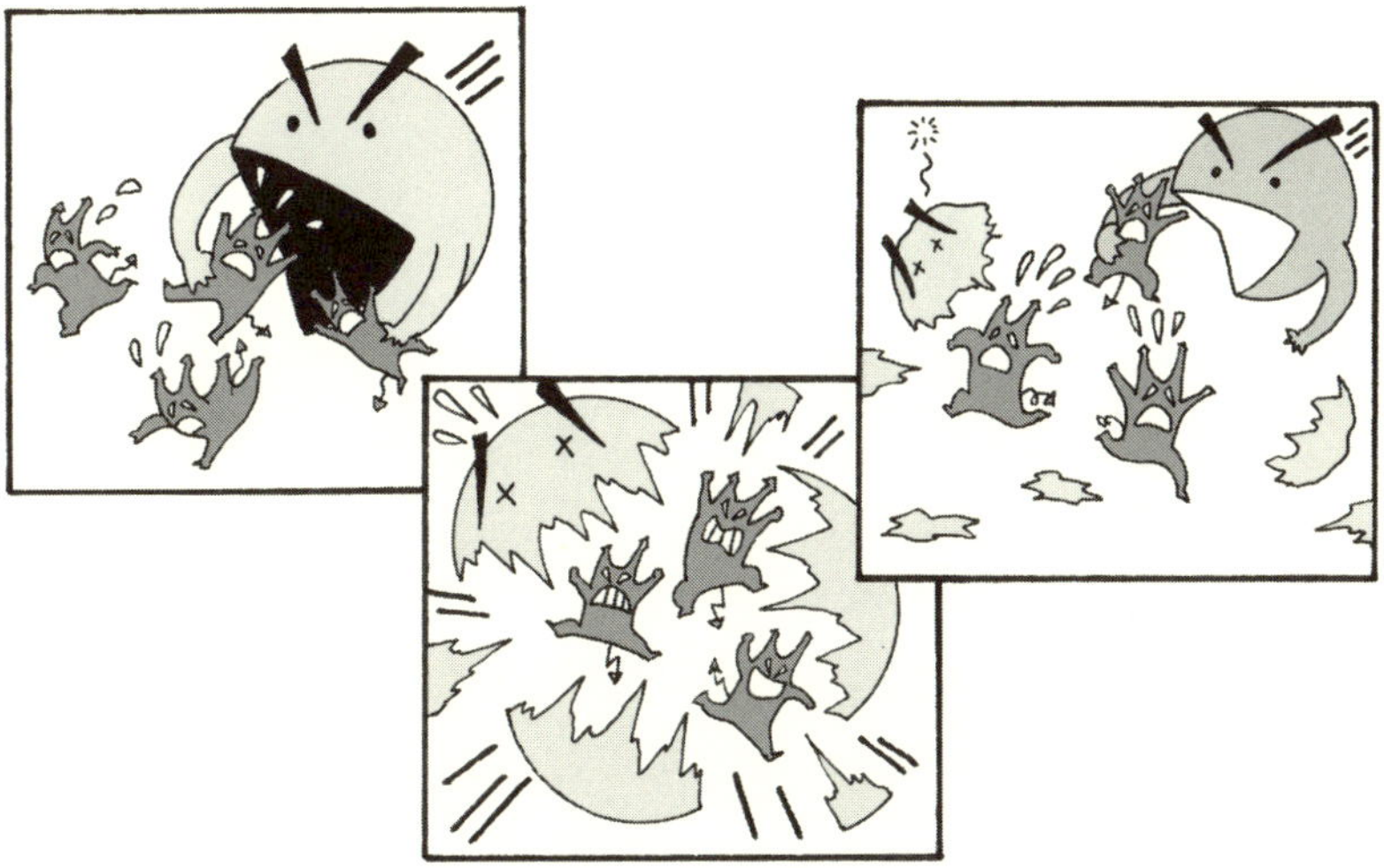

●初感染結核と二次（成人型）結核

結核菌に感染しても、それがすぐに結核の発病に結びつくことはありません。多くの場合、免疫が結核菌を抑え込んでしまうからです。しかし、なかには、体内に侵入した結核菌の増殖を抑える免疫ができる前に広がってしまったり、菌の増殖力に十分対抗できるだけの免疫が獲得できず、あるいはまた、免疫反応が過剰に起こり、過剰な免疫がむしろ有害に働いて胸膜炎を起こすなどして、早い時期に結核を発病するケースもあります。これが初感染結核と呼ばれるものです。結核菌は、免疫による抵抗が弱いのをいいことに、どんどんと増殖を続け、リンパ液や血液の流れにのってからだのあちこちに広がり、全身の多くの臓器に小さな病変を無数につくることもあります。粟粒結核と呼ばれる病気です。

一方、初めて結核菌に感染したときに十分な免疫ができ、結核の発病を封じ込めることができたからといって、必ずしも安心できるわけではありません。この時点で結核菌は活動を抑え込まれているわけですが、それは完全に死んだことを意味しているわけではありません。小さな病巣の中で冬眠状態に入り、からだの免疫力が低下し、包囲網がゆるむのを虎視眈々とうかがっているのです。

したがって、もし何らかの理由で結核菌を封じ込めるちから、つまり免疫力が弱まると、たちまちのうちに結核菌は活動を再開し、暴れ出します。このように、いったん免疫ができて発病を阻止できた人が、体内に潜伏していた結核菌によって発病する場合を二次結核、あるいは成人型結核、慢性結核と呼んでいます。

図11　感染後1～5年間の発病率の推移

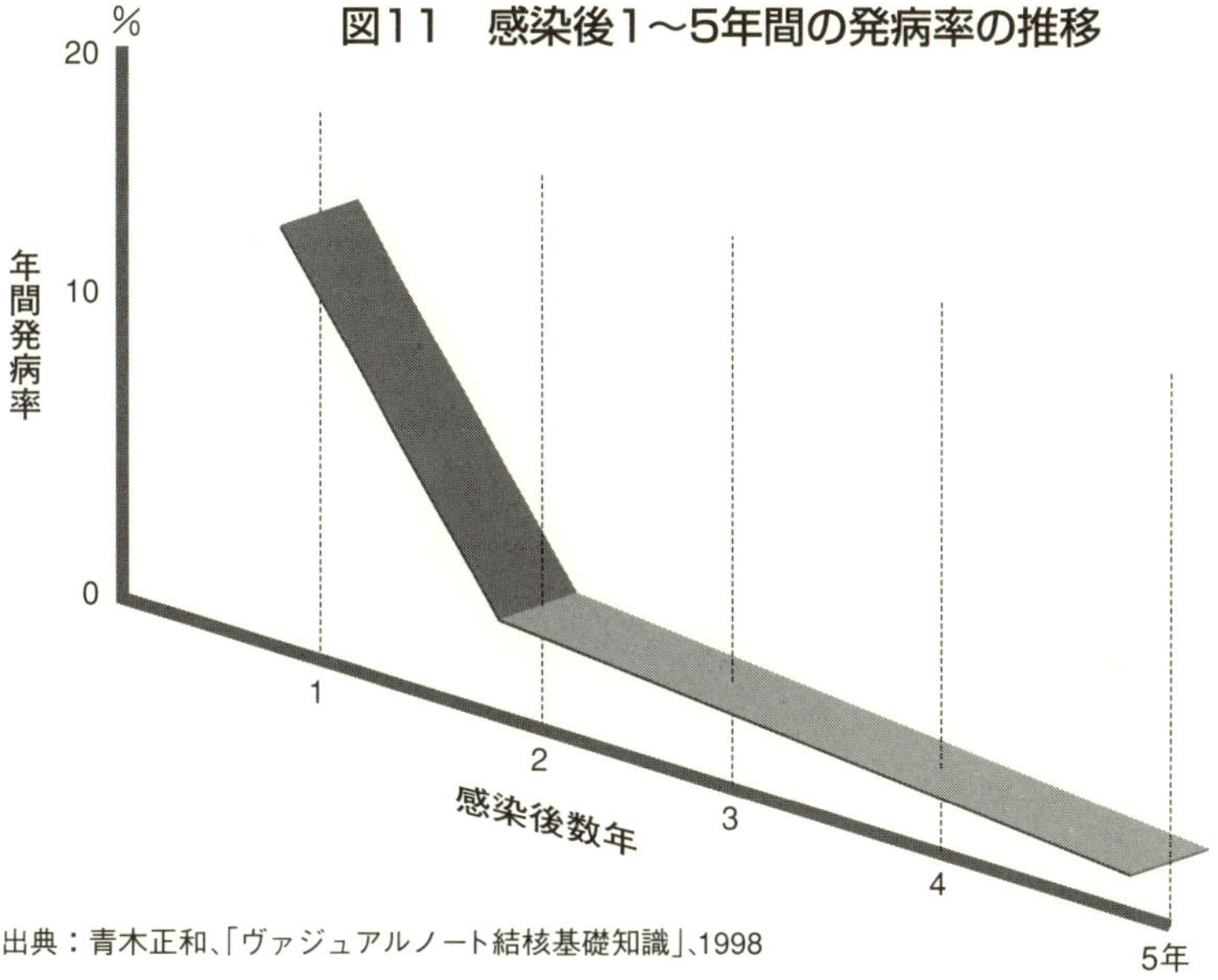

出典：青木正和、「ヴァジュアルノート結核基礎知識」、1998

図12　感染後5年後以降の発病率の推移

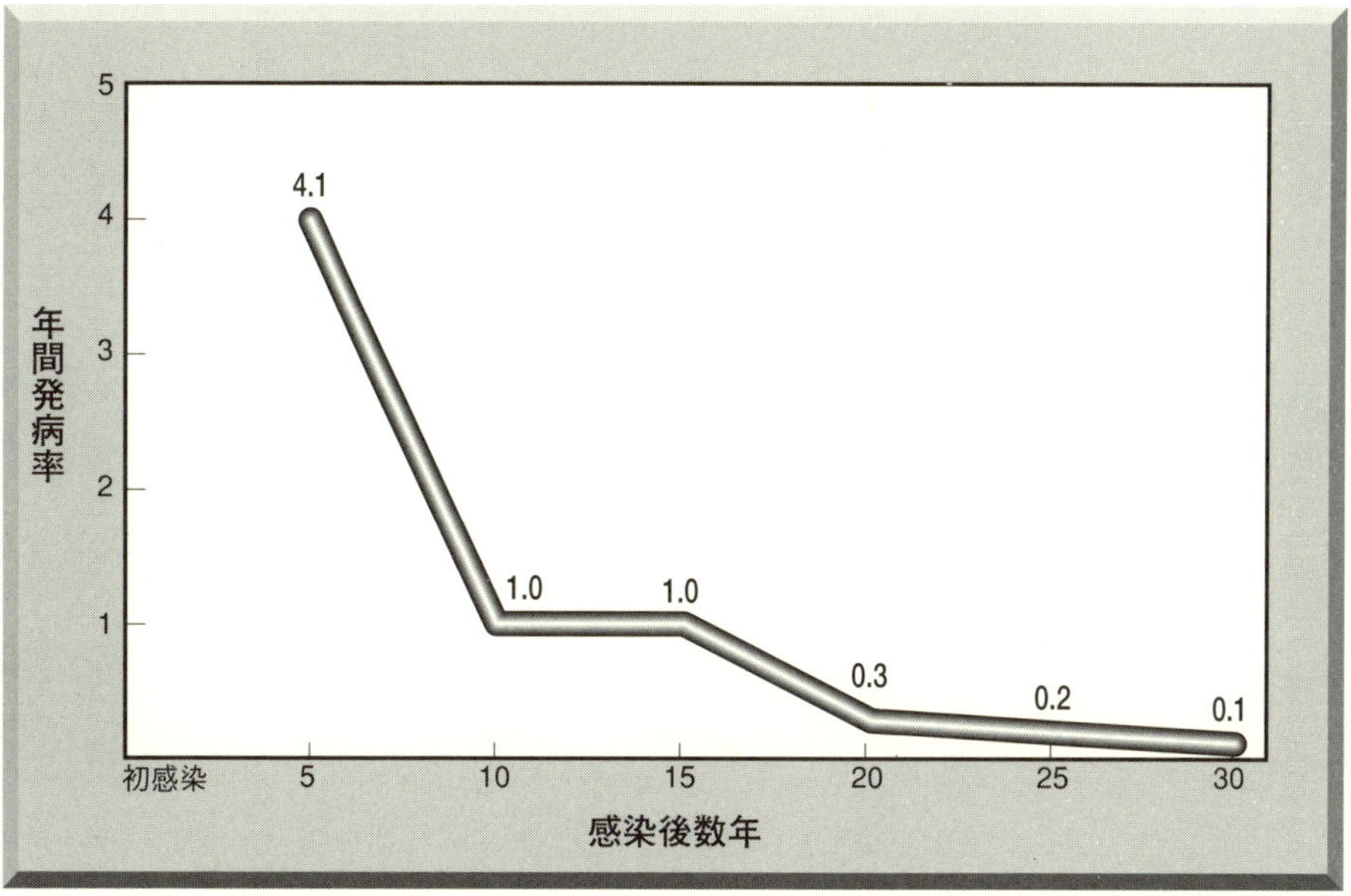

出典：青木正和、「ヴァジュアルノート結核基礎知識」、1998

二次結核は、結核菌に感染してから一年、ときには数十年も経ってから発病します。現在、日本では六〇歳以上の高齢者の罹患率が高くなっていますが、その大部分は若いころ感染し、免疫で封じ込めていた結核菌が、何らかの理由で免疫が低下したために再び活動をはじめて発病したものなのです。

なお、結核菌感染者が発病する比率は、感染を受けた年齢、栄養その他の条件により大きく変わるので、一概にはいえませんが、結核菌を排菌するほどに進んだ結核だけに限れば感染者の約一〇%、結核菌が出ない程度の軽い結核も含めると感染者の約二〇%が発病するといわれています。

結核の進行と合併症

結核菌に感染しても、目立った自覚症状はありません。初めて結核菌に感染してから免疫が成立するまでの間には、肺門リンパ節がはれたり、軽い熱が出たりすることもありますが、多くの人はその症状に気づかないままです。そのため、結核という病気はじわじわと静かに進行するものと思いこんでいる人がいますが、じつはいろいろな進み方をします。

結核という病気の進み方の特徴のひとつとして、病巣が落ち着いて長い間変化をみせなかったのに、あるときに急激に爆発的に広がる「シューブ」と呼ばれる進行のしかたがあげられます。発病のしかたも同様で、ほんの数カ月前の検査では異常のなかった人が、突然、発病することがあります。

●肺の空洞は結核菌の絶好の増殖の場

肺に病巣をつくった結核菌は、多くの場合、免疫のちからに押されてほとんど増殖を止めた状態に入りますが、肺の炎症の起きた組織の一部は、組織が死んで機能しない壊死状態に陥ります。結核で壊死に陥った組織は、ふつうの化膿と違い、どろどろの液状ではなく、「生チーズ」のようなずっと固い性状をしています。このため「乾酪壊死」と呼ばれていますが、結核患者の肺のレントゲン写真に影として映し出される病巣の大部分はこうしてできた乾酪壊死組織によるものです。

生チーズ位の固さを持っていた壊死した組織の気管支接合部がくずれて少しでも空気が入ると、ここの結核菌は増殖をはじめ、この部分はやがてドロドロの状態になり、たんとなって体外に排出され、そのあとには空洞化したスペースが残ります。また、壊死にまでは至らずに炎症が収まった部分も、完全には元に戻らず、瘢痕《はんこん》を残して修復されます。

空洞化した部分はもちろんのこと、瘢痕となった部分も肺の機能は失われることになります。病巣が大きければ大きいほど肺の機能が低下するわけで、肺結核の怖ろしさの一つは、こうした肺組織の破壊と、それによる呼吸機能の低下にあるのです。

空洞化した病巣には呼吸のたびに十分な空気が供給され、乾酪壊死物質という栄養源が十分にあるため、結核菌の絶好の繁殖場所となります。その結果、ひとつの空洞のなかでは、数億から数十億もの結核菌がさらに増殖を続けることになります。

結核の感染源としての危険の度合いは、感染源となる患者の病状によって大きく異なりますが、そのなかでも肺に空洞のできた患者が感染源として危険なのは、その人の肺の中に膨大な数の結核菌が存在するからなのです。

●放置すれば胸膜炎や粟粒結核を引き起こすこともある

肺の病巣の中の結核菌は、リンパの流れ、そしてさらに血管や枝分かれした気管支を通って肺のほかの部分や全身へと広がっていき、そこに新たな根拠地を築いていきます。結核菌は、肺のほかに腸や脊椎、関節、心膜、腎臓、膀胱などさまざまな場所に病巣をつくりますが、それらはいずれも肺にできた病巣から結核菌が運ばれていって起こるものなのです。こうした肺以外にできた結核を総称して「肺外結核」と呼んでいます。結核患者全体の一〇%は肺以外の臓器が結核に侵された肺外結核の患者です。

これらのなかでも合併症としてよく知られているのが、胸膜炎と髄膜炎です。どちらも結核菌がこれらの部位に病巣をつくって、炎症を起こす病気です。

結核性胸膜炎は、感染後五、六カ月で起こることが多いのですが、二次結核の合併症としてずっと後に起こるケースもあります。胸膜というのは肺を包んでいる膜のことで、結核菌が肺の周縁部の胸膜に近い場所に病巣をつくると、炎症が胸膜にまで及んで、胸膜の表面から浸出液がにじみ出し、肺と胸膜との間にたまります。この浸出液は、多いときには数百ccにもなり、肺を圧迫して呼吸困難や胸痛、せきなどの症状を引き起こします。結核菌が血液で運ばれ、胸膜炎を起こすこともあります。

図13　肺外結核の起こる場所

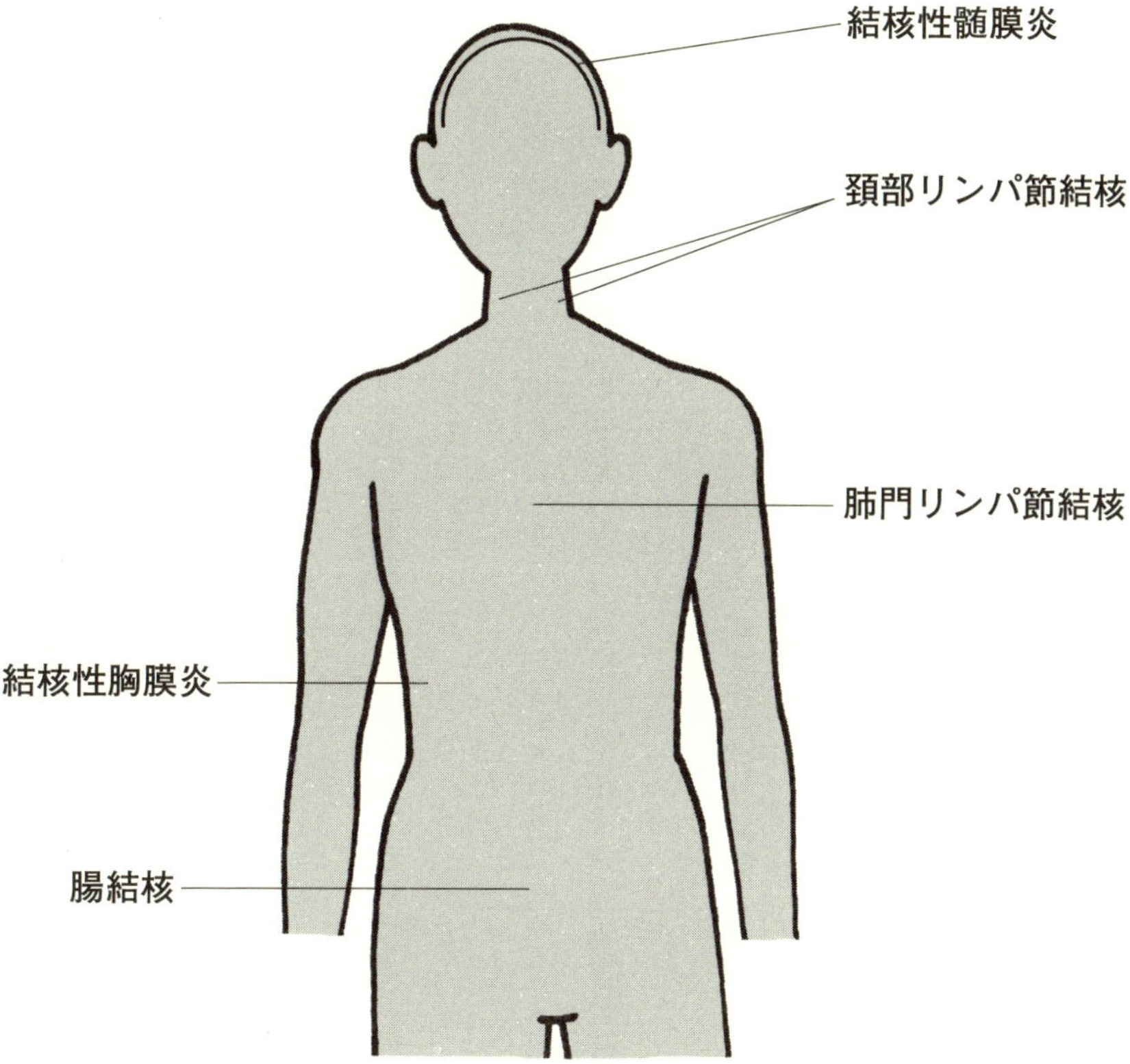

一方の結核性髄膜炎は、血管を経由してきた結核菌が、脳を包んでいる髄膜に病巣をつくって炎症を起こすものです。このため髄液の流れが阻害されて付近の神経に障害が生じ、けいれんや意識障害など重い症状があらわれます。

もうひとつ、結核のなかで忘れてはならないのが粟粒結核《ぞくりゅう》です。前述のように、肺に感染した結核菌はやがて血管に侵入してからだのあちこち、たとえば肝臓や脾臓、あるいは眼底にいたるまで多くの臓器に病巣をつくりますが、その一部は再び肺に戻ってきて、肺のあちこちに小さな病巣を無数につくります。この病気になった肝臓・脾臓あるいは肺などをみると粟粒《あわつぶ》のように、小さな病巣が無数に見えることから粟粒結核と呼ばれ、抗結核薬が発見されるまでは致命的な病気として怖れられてきました。結核菌が血管に入り込んでから肺の粟粒状の陰影がエックス線撮影で見えるまでの期間は、長いときには二カ月ほどかかり、その間は毎日、三八度を超えるような高熱が続くこともあります。

なお、以前は粟粒結核や結核性髄膜炎になる乳幼児が少なくなかったのですが、ＢＣＧ接種は結核性髄膜炎や粟粒結核の発病をよく防ぐので少なくなり、今ではＢＣＧ接種を受けていない〇歳児などにときどきみられる程度になっています。もし髄膜炎を発病すれば結核の治療が進んだ今でも、三分の一は死亡、三分の一には重い後遺症が残り、無事に治癒するのは残りの三分の一程度にしかすぎないことを知っていなければなりません。また胸膜炎はどの年齢でもみられますが、とくに思春期の人にみられることが多く、比較的容易に治すことができます。

表4　おもな肺外結核

結核性胸膜炎

結核による炎症が胸膜に広がり、胸膜の間に水（胸水）がたまる。初期症状としては胸痛、発熱がみられ、胸水が多くなると、息切れや呼吸困難などがあらわれる。肺の病巣以外にも、肺門リンパ節の病巣から起こることもある。

結核性髄膜炎

血管に侵入した結核菌が髄膜に病巣をつくることによって起こる。ほかの細菌性髄膜炎に比べて、症状が徐々に進行するのが特徴。幼児の場合は不機嫌、食欲不振、元気がないといった症状が初期にあらわれるが、けいれんが起こって初めて気づくことも少なくない。なお成人の場合には初期症状として微熱や体重減少、軽い頭痛などがみられ、進行するにつれて嘔吐や強い頭痛、高熱、けいれん・意識障害などがあらわれてくる。

肺門リンパ節結核

肺門部（気管支が最初に左右の肺に枝分かれしている部分）にあるリンパ節に結核菌が侵入して起こる。結核に感染した人は、多かれ少なかれここに結核病巣ができるが、ＢＣＧ接種を受けている人では、極めて小さくあるいは不完全な貧弱な病巣を認めるのみで、大部分は気づかないまま治癒する。

頸部リンパ節結核

かつては「るいれき」と呼ばれた首の両側にあるリンパ節に起こる結核。結核菌による小病巣に扁桃炎などから一般細菌の感染が及んで、結核病巣が悪化する。肺には結核病巣がないことが多い。

腸結核

結核菌が腸に病巣をつくって粘膜に潰瘍を形成し、慢性の腹痛や下痢を起こす病気。以前は肺結核の合併症としてみられたが、最近は極めて少ない。抗結核剤でほぼ完全に治すことができる。

こんな人が結核を発病しやすい

多くの人は、結核菌に感染しても発病しないまま一生を終えます。しかし、結核菌に感染した人の約二割の人たちは、運悪く結核を発病し、結核に長い間悩まされることとなります。このように、同じように結核菌に感染しながら、発病する人としない人がいるのはなぜでしょうか。

これは大変難しい問題ですが、まずはじめにハンス・リーダーという人が今まで発表された多くの研究をまとめてつくった表をもととして、わかりやすく図で示すと、図14のとおりになります。この問題は、医学がこれだけ発達した現在でも充分にわかっていないことがあるので、この図も結核発病のリスクを大雑把に理解するためのものとして見てください。

●結核の復活をもたらしたエイズ

結核に感染しても多くの人が発病しない最大の理由は、細胞性免疫によって菌の増殖が抑えられているからです。ところが、エイズを起こすＨＩＶ（ヒト免疫不全ウイルス）は、細胞性免疫で中心的役割を果たしているリンパ球に入り込み破壊してしまいます。このウイルスの感染を受けると免疫力は次第

図14　結核発病のリスク因子

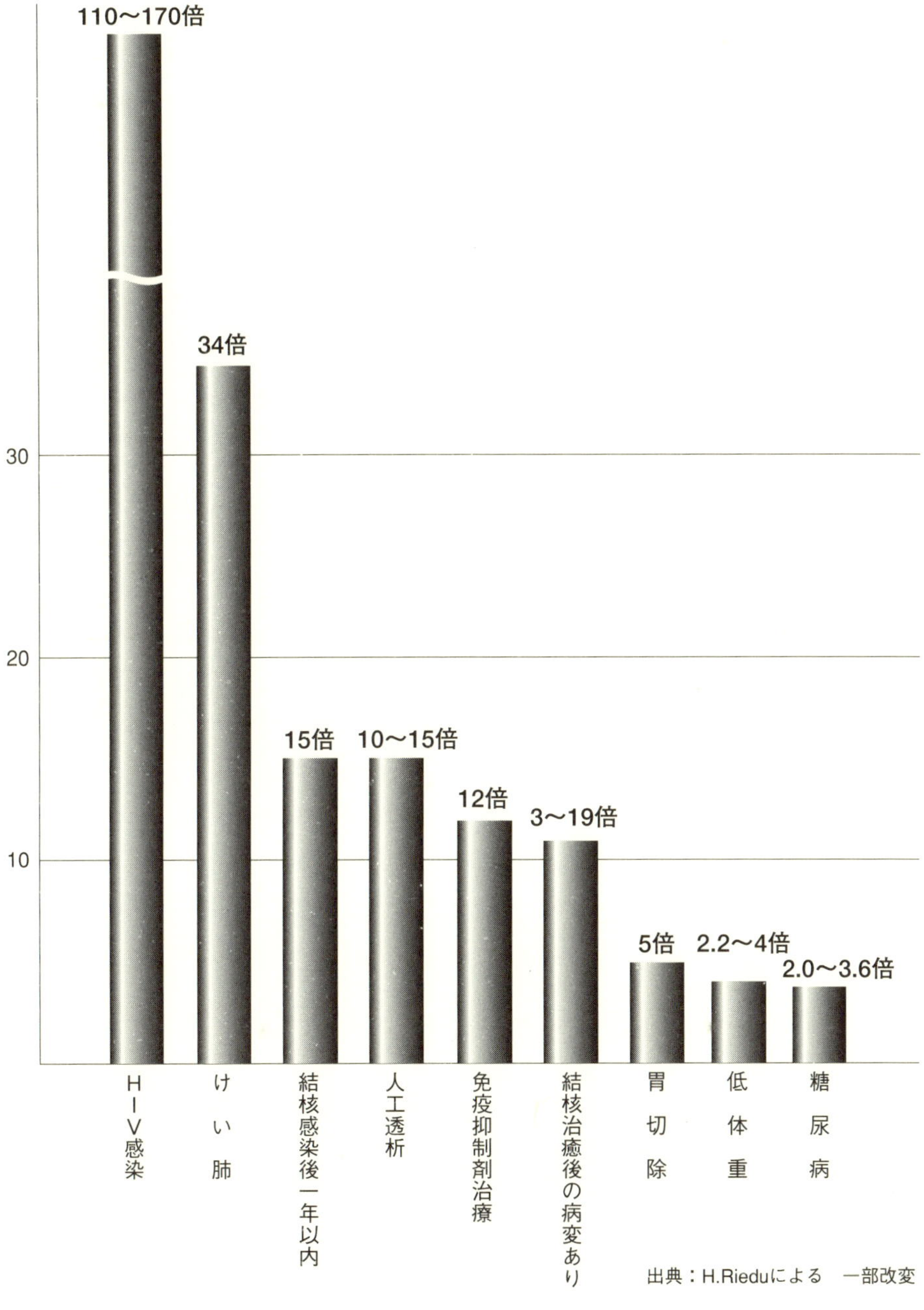

出典：H.Rieduによる　一部改変

に落ちていくので、それまで抑え込まれていた結核菌が増殖を始めることとなるのです。

エイズは一九八一年に米国で発見されましたが、アフリカをはじめ世界各地に広まり、世界の結核蔓延状況に深刻な影響を与えています。ＨＩＶ感染を受けると、結核菌に前から感染していた人では結核菌が増殖をはじめて発病し、結核に感染していなかった人は感染、発病がしやすくなるため、結核が急速に広がることとなるのです。今では全世界の結核感染者約一九億人のうち五六〇〇万人がＨＩＶにも感染しており、その多くがエイズを合併した結核となり、結核の治療、対策を困難にしています。

●結核を発病しやすい人と、しにくい人

すでに見たように、ＨＩＶ感染以外にも結核発病のリスクとなる因子はたくさんあります。しかし、これを実際的に考える時には、主に子供や若い人がかかる「初感染結核」の発病と、成人や高齢者に多い「慢性結核症（二次結核）」の発病の二つに分けて考えたほうが分かりやすいでしょう。

●初感染結核の発病

どんな人でも結核菌に感染しなければ、結核にはなりません。逆にいえば、感染を受ければ誰でも、その後一年か二年くらいは発病の危険があります。たとえば、運動選手で普段身体を鍛えている人でも、感染を受ければ発病の危険がないとはいえないし、発病の危険が低いともいえません。極端にダイエッ

表5　世界の結核患者発生の予測とHIVの影響

	1990年			2000年		
	新発生患者数 千人単位	罹患率 人口10万対	HIV起因の患者	新発生患者数 千人単位	罹患率 人口10万対	HIV起因の患者
南西アジア[1)]	3,106	237	2.0%	3,952	247	14.4%
西太平洋[2)]	1,839	136	1.0	2,255	144	3.0
アフリカ	992	191	19.6	2,079	293	29.1
東地中海	641	165	1.4	870	167	4.4
東　欧	569	127	3.5	645	120	15.0
アメリカ[3)]	194	47	0.5	210	48	2.9
西欧他[4)]	196	23	3.1	211	24	12.3
全地域 対1990年比較	7,537	143	4.2	10,222 +36%	163 +14%	13.8 +348
結核死亡 対1990年比較	2,530	48	4.6	3,509 +39%	56 +17%	14.2 +328

1）タイ、ミャンマー、インド、インドネシア、バングラディシュ、パキスタン、その他を含む
2）中国、韓国、フィリピン、その他を含む。日本、オーストラリア、ニュージーランドを除く
3）米国、カナダを除く
4）米国、カナダ、日本、オーストラリア、ニュージーランドを含む

出典：青木正和、「ヴィジュアルノート結核 基礎知識」、1998

トをして栄養不足になれば発病のリスクはきわめて高くなりますが、普通の栄養を摂っていれば、それ以上栄養状態を良くしても発病を防げるとはいえません。結核にならない最善の方法は「感染」を受けないことなのです。

「感染」を防ぐといっても自分では何ともできないことです。ですから、後で述べるようにBCG接種を受けておくことが「初感染結核」を防ぐもっとも有効な方法ということになるわけです。

●糖尿病などが慢性（二次）結核の発病リスクを高める

何らかの原因で細胞性免疫が低下すれば、以前から結核に感染している人は発病の危険が高くなります。いろいろな原因が考えられますが、頻度がもっとも高いのは糖尿病です。今では成人の結核患者のおよそ二九％が糖尿病を合併しているほ

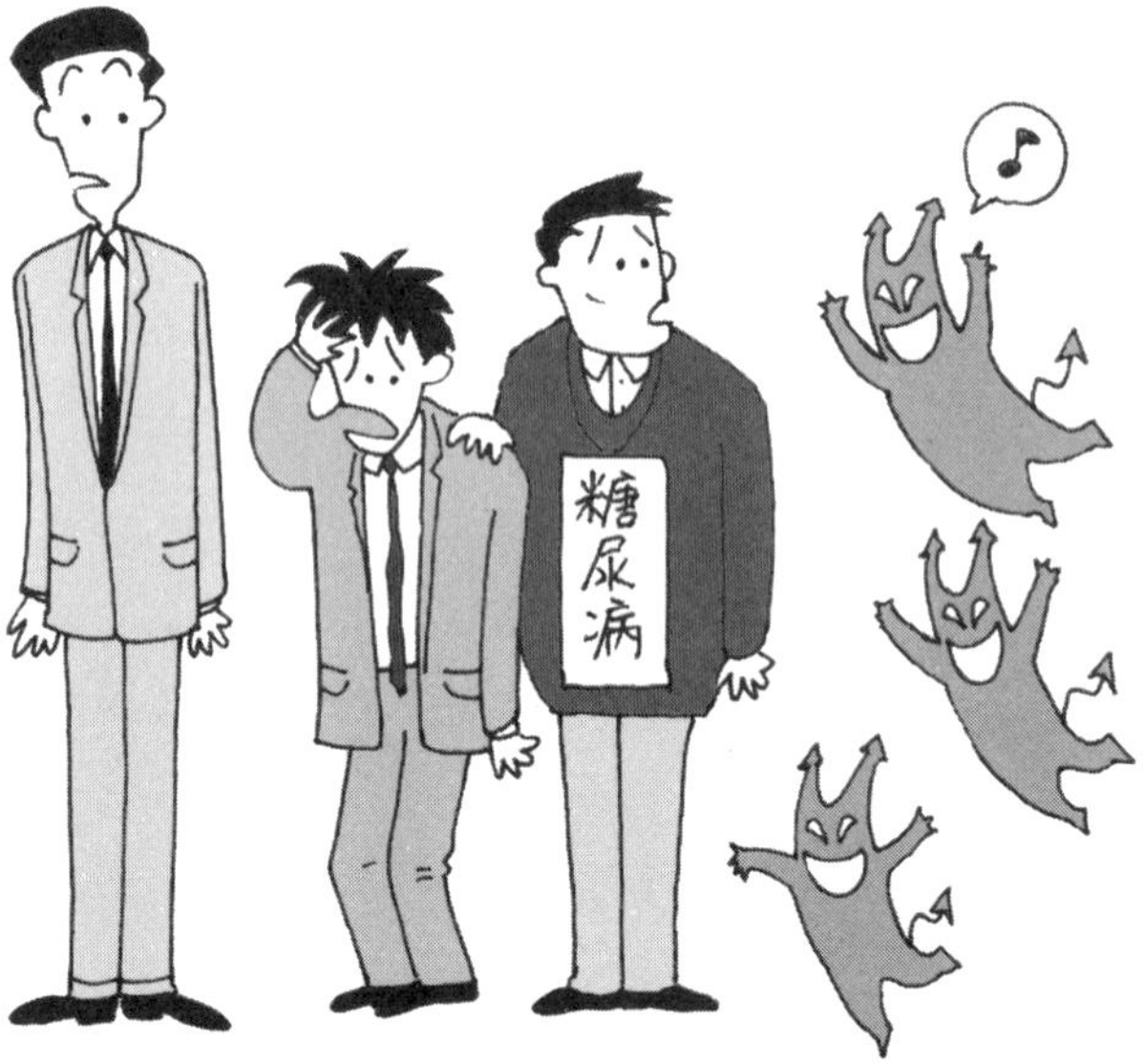

どです。糖尿病がある人はこれをコントロールすることが大切です。

腎透析や慢性腎不全も結核に対する抵抗力を低くします。また抗がん剤や副腎皮質ホルモンの服用も細胞性免疫を低下させるので慢性結核発病のリスクとなります。このようなリスクをもつ人は主治医に相談して、予防的に抗結核薬を服用するのも良いでしょう。

あるいはまた、背が高く、痩せ型の人は結核になりやすいともいわれています。結核になったために痩せるのではなく、発病の前から痩せ型の人が発病しやすいのです。また、ストレスや、長く続く深い悲しみもリスクになるといわれています。

このように述べてきましたが、特別のリスクがない人でも、すでに結核菌に感染していれば発病しないとはいえません。このため、定期的な健康診断が勧められているのですし、「長引くせきは赤信号」といって、気になる症状が続いたら受診することを勧めているのです。

第三章

結核の予防と治療

結核の早期発見に欠かせない正しい検査と診断

早期発見が結核治療の一番の早道

現代医学の進歩はめざましく、これまで治療の難しかった多くの病気を克服できるようになってきました。しかし、これだけ医療技術が進歩した時代にあっても、「病気を治すためには早い時期に治療を開始することが重要」という原則は変わりません。結核にしても、大部分は治療によって治すことができますが、病気が進行してしまった場合には死に至ることもあるのです。

そのためには、気になる症状があらわれたらすみやかに医療機関で診てもらい、早めに診断をうけることが大切です。

●こんな症状があらわれたら検査を受ける

結核の自覚症状としてまずあげられるのは、せきやたんです。といっても、感染した当初は、自覚症状がないのが普通です。せきやたんが出るのは肺に結核の病巣ができ、それが徐々に広がりはじめたころからで、このころから疲労感や全身の倦怠感を感じたり、三七度前後の微熱や寝汗などの症状が現われることもあります。

また、病気の進み方によっては、たんの中に血が混じったり（血たん）、血を吐いたり（喀血）することもあります。喀血の量はコップに二〜三杯にもなることもあるので注意が必要です。たんに血が混じれば誰でも心配になって病院に行きますが、肺結核患者の中で血たんの出る人はそれほど多くありません。最も多く見られる肺結核の症状は「せき」と「たん」です。これらの症状は血たんのように深刻な症状ではないので放置されやすいのですが、そのまま放置しておくと、病巣はさらに広がり、片方の肺だけでなく両側に広がって、ついには肺全体に及んでしまうことさえあります。

このため私たちは、「長引くせきは赤信号」といい、せきが一四日以上続くときには医療機関を受診するよう呼びかけているのです。せきの多くは風邪によるものですが、風邪は普通一四日以内に治ってしまいます。せきがもし一四日以上続いたら普通の風邪ではなく、風邪をこじらせたか、あるいは、肺炎、気管支炎、さらには、肺がん、結核など、もう少し重大な病気の可能性もあるので、そのまま放置せず、医療機関で診てもらうよう勧めているのです。

煙草を多く吸う人はよくせきをしています。こういう人は、「いつもに比べてせきやたんが多くなった」というときに、気をつけるのが良いでしょう。

●肺外結核の症状

結核の約九〇％は肺結核ですが、残りの一〇％は骨、関節、髄膜、腎臓などいろいろな臓器の結核ということになります。人間の臓器の中で結核に侵されることがほとんどないのは筋肉くらいのもので、ほかはどこでも結核になることがあります。結核性胸膜炎、頚部リンパ節結核、粟粒結核、脊椎カリエス、その他の骨・関節結核、腎臓結核、結核性髄膜炎などです。これら肺結核以外の結核は一括して肺外結核と呼ばれることもあります。

肺外結核の症状は侵された臓器により、さまざまです。これらのうち最も多い結核性胸膜炎では、はじめは大きな息をすると胸がチ

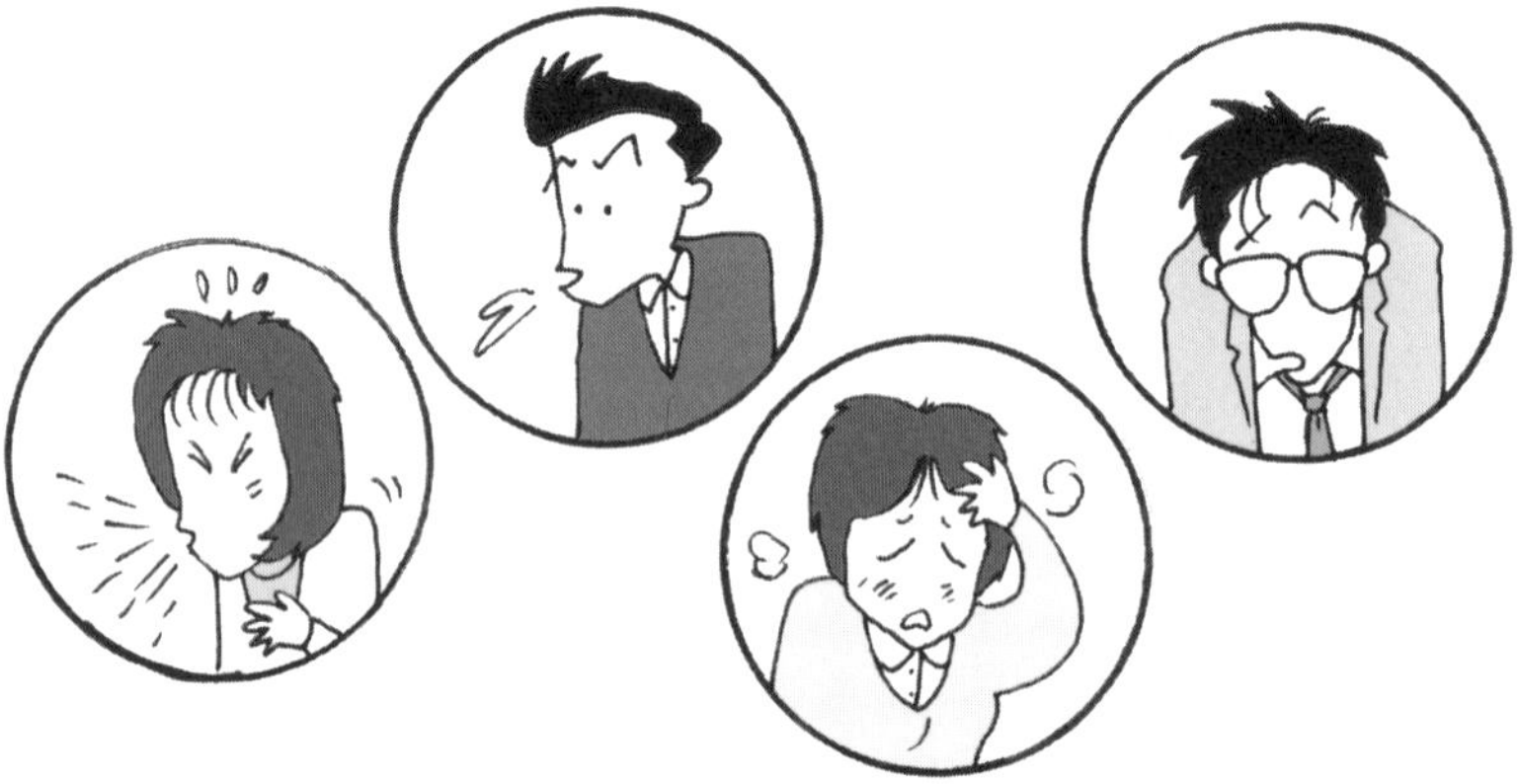

長引くせきやいつもより多いたん、発熱、過度の疲れを感じたら、すぐに検査を受けましょう。

クッと痛くなり、痛みはだんだん強くなりますが、胸膜腔に水がたまると痛みはなくなり、多くの場合、三八度以上の熱が出てきます。

粟粒結核は血流の中に結核菌が多数入り込み、全身の多くの臓器に粟粒大の無数の病変を作る重篤な病気です。多くの場合、はじめ発熱が続きますが、粟粒結核に特有な症状は出ないので、診断に手間取ることも少なくありません。

結核の検査・診断法

●結核感染を知るためのツベルクリン反応

結核という病気は、古くから知られているポピュラーな病気ですし、結核菌による伝染病なので、診断はやさしいと考えている人が少なくないと思いますが、実際は残念ながら、診断は決してそう簡単ではありません。とくに、結核菌に感染しているかどうかの診断は、最近ではなかなか難しくなっています。

結核に感染しているか否かは、ツベルクリン反応検査で調べます。今、日本で使われているツベルクリンは「精製ツベルクリン」と呼ばれていますが、単一の純粋な物質ではなく、結核菌の培養液からと

図15　結核予防法第13条3項によるツベルクリン反応判定後の流れ

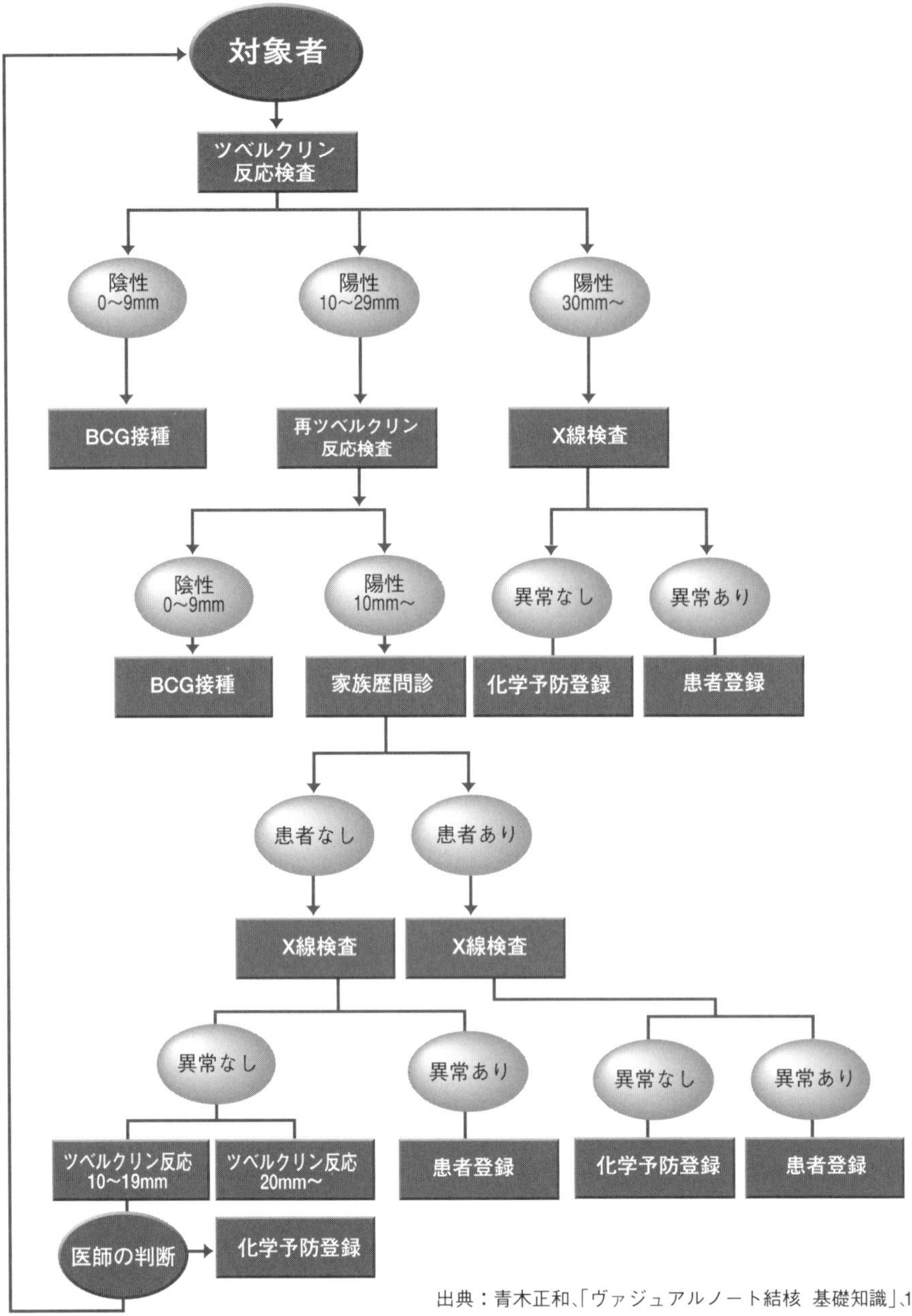

出典：青木正和、「ヴァジュアルノート結核　基礎知識」、1998

った多数のたんぱく質の混合物です。このため後で述べるように、結核菌の仲間である菌、たとえばBCGの接種や、「非定型抗酸菌（非結核性抗酸菌）」の感染によってもツベルクリン反応が出てしまうので、なかなか難しいことになるのです。

ツベルクリンを皮内に注射し、四八時間後に赤くはれてきた部分が九ミリ以下であれば「陰性」、一〇ミリ以上が陽性とされ、陽性はさらに硬結の有無など反応の強さにより「弱陽性」「中等度陽性」「強陽性」の三つに分けられています。BCG接種を受けていない人では、「陽性」の場合は大部分、結核菌に感染していると考えてよいでしょう。

このツベルクリン検査は手軽にでき、感染の有無を示す唯一つの検査法なのですが、実際には多くの問題点があります。

というのも、日本ではツベルクリン検査によって陰性と判定された四歳未満の乳幼児、小学一年生および中学一年生の子どもに対してはBCG接種により人工的に、結核菌に対する免疫をつけさせるからです。このため、ツベルクリン検査で陽性と出ても、それがBCGによるものか結核菌感染によるものかの判断が難しいのです。つまり、ツベルクリン検査で陽性と出たからといって、単純に結核菌に感染しているとは判断できないわけです。また、非定型抗酸菌の感染によって陽性となる人もあるので、判定はますます複雑です。

現状では、検査を受けた人の年齢、BCG接種の有無と時期、感染源と疑われる人との接触の有無、以前のツベルクリン反応の大きさなどを参考にして総合的に判断されます。そのためには陽性と出た人に関する正確で詳しい情報が必要になりますし、判定する側の医療機関にも経験が必要になります。

図16　診断別発見時の各種症状出現率

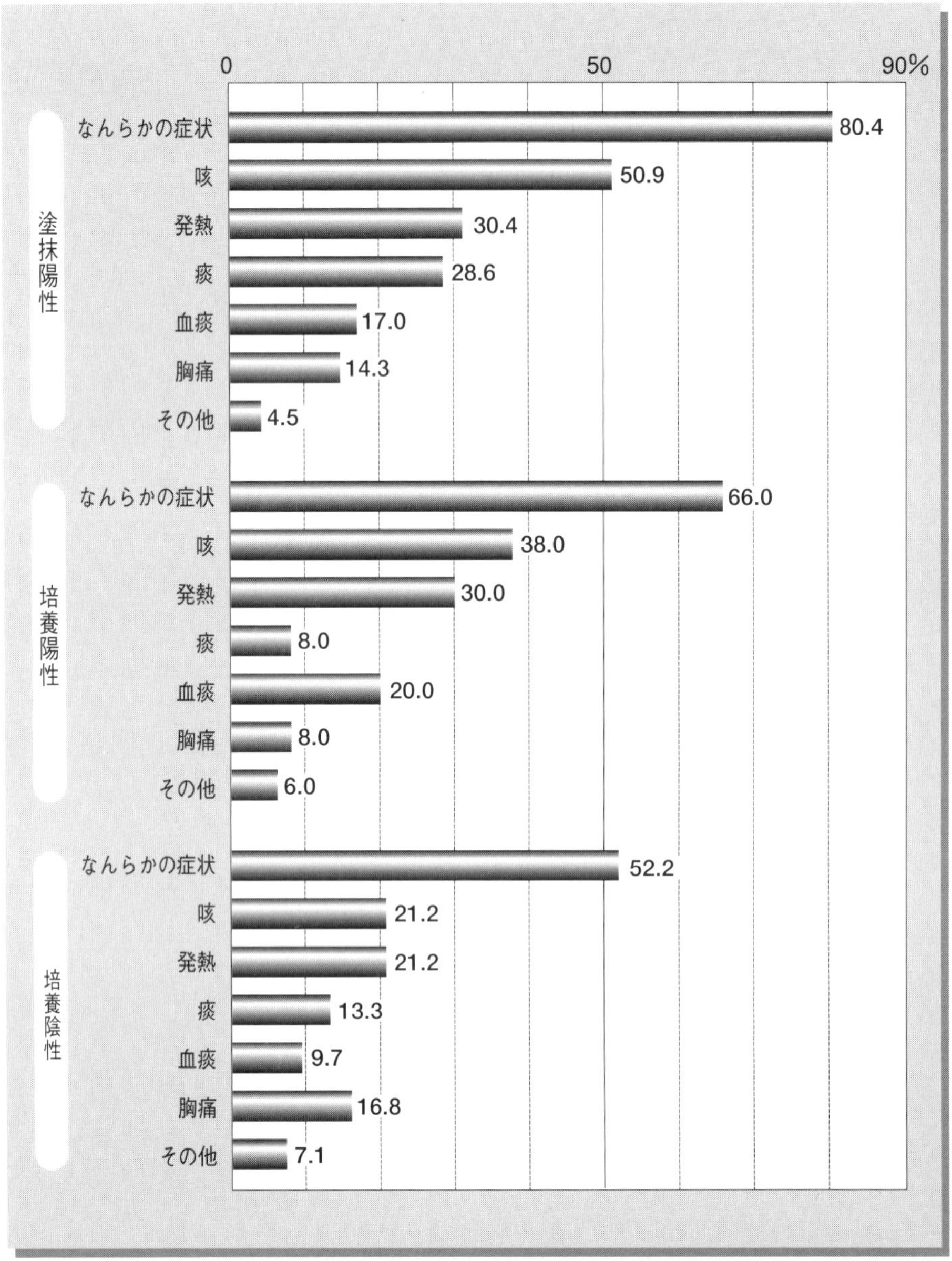

出典：青木正和､「健康管理」､1973

●喀たん検査で塗抹陽性の人は感染源となりやすい

せきが続くなどで結核が疑われれば、まず胸のレントゲン写真がとられます。結核という病気は、肺がんや肺炎などに比べるとレントゲン写真に映りやすいので、小さな病巣でも見つけることができます。しかし、レントゲン写真に映るのは病巣の「影」ですので、もとの病巣が結核なのか、肺炎なのか、あるいは肺がんなのかの判断はなかなか難しいのです。このため、エックス線撮影で肺に病巣があることが確認されると、その病巣が何なのか、決めなければなりません。その病巣から結核菌が検出されれば、結核であると確定できるわけです。

病巣から直接、がん細胞や肺炎の原因菌、あるいは結核菌を検出するのはたいへんです。気管支鏡を用いる方法もありますが、その場合、多少の苦痛をともないます。そこで、結核菌の検出のためには、通常、患者のたんを採取してその中に結核菌がいるかどうかを調べます。これが喀たん検査です。

喀たん検査には、塗抹検査と培養検査があり、塗抹検査は、採取したたんを染色して直接顕微鏡で調べ、その中にどのくらいの数の結核菌がいるかを調べる方法、培養検査は採取したたんを結核菌が繁殖しやすい環境（培地）に入れて、結核菌が増殖してくるかどうかを調べる方法です。

当然、培養検査のほうが精度は高いのですが、菌の増殖には普通、四〜八週、最近の進歩した方法でも二〜三週もかかります。その点、塗抹検査はすぐに結果がわかるので、まずはじめに塗抹検査が行なわれます。

たんの中に結核菌がどのくらい検出されたかを判定するためには、ガフキー号数という単位が用いられます。まったく検出されない場合がゼロ号で、検出された場合には一号から一〇号まで、菌の数が増えるにしたがって号数が大きくなります。喀たん一ミリリットルの中に結核菌が七〇〇〇個以上あれば塗抹検査で結核菌陽性となります。

塗抹検査は、培養検査に比べて菌の検出精度という点では劣りますが、それは逆にいえば、塗抹検査で陽性と判断された人（塗抹陽性患者）はそれだけ感染性が高いということでもあり、実際、塗抹陽性の人は、培養検査だけで陽性と判定された人に比べて、ほかの人に結核を感染させる感染源になりやすいという結果が出ています。

なお、喀たん検査でたんがうまく採取できない場合には、気管支鏡で病巣の組織の一部を採取したり、病巣を洗浄してその液を回収したりする方法がとられます。また、肺の結核菌がたんとともに飲み込まれて胃に入ることがあるため、胃液を採取して調べることもあります。たんを出すことのできない子どもではよく行なわれます。また、ネブライザーでたんを誘発してたんを出させ、検査をする方法もあります。

最近では、結核菌の遺伝子を検出する方法もよく用いられるようになりました。これはたんの中にあるわずかな結核菌のＤＮＡ（またはＲＮＡ）を一、二時間で何万倍にも増やし、結核菌の遺伝子があるか否か、遺伝子レベルで確認する方法です。この方法はわずかな菌でも短時間に検出できる点が優れていますが、この菌が生きていたのか死んでいたのかわからず、また菌数がごくわずかだったのか多数だったのかわからないという欠点があります。

そのほか、結核における検査としては、結核菌の親戚筋にあたる非定型抗酸菌によって起こる非定型抗酸菌症（非結核性抗酸菌症）と区別するため、遺伝子診断など、いろいろな「同定法」と呼ばれる検査もしばしば行なわれます。最近では結核と考えられ、菌も証明されたという例で、およそ二〇%が結核ではなく、非定型抗酸菌症となっています。非定型抗酸菌症は人から人に伝染することはなく、また、普通の結核と治療法も違うので、同定検査は重要な検査となってきています。

結核治療の基本、抗結核薬の併用

■——結核の治療と予後

●治療の基本は抗結核薬による化学療法

かつての猛威をふるった時代と比べれば、結核の治療成績は格段に向上しています。その最大の理由は、なんといっても抗生物質の登場です。今から五〇年以上前に米国で初めての抗結核薬ストレプトマイシンが開発されて、結核の治療は大きく変化したのです。

以来、現在でも結核の治療は抗生物質など化学療法剤による治療が中心で、よほどの例外でない限り、肺の手術は行なわれません。

今では、結核の治療は進歩したので、薬を確実に服用すれば外来治療で治すことも可能ですが、喀たん塗抹陽性で他人にうつす可能性のある患者では入院が原則で、入院期間は通常二～三カ月。治療が順調であれば、この期間でたんから結核菌が検出されなくなります。ただし、この時点で治療が終わるわけではなく、退院後も三～九カ月間は通院による治療が必要です。なかにはそれ以上の通院が必要になるケースもありますが、平均すれば、入院期間を含めて六カ月～一年で治療が終わると考えてよいでしょう。

結核に用いられる薬としては、リファンピシン、ヒドラジド、ピラジナミド、エタンブトールが代表的で、治療開始時にはこれらの四剤または三剤を併用するのがふつうです。エタンブトールの代わりにストレプトマイシンが使われることもあります。

治療中の注意としては、まず何よりも医師に指示された薬はきちんと服用すること。自分勝手に服用を中止したりすると、結核菌がその薬に対する抵抗力（耐性）を獲得してしまい、治療を難しくしてしまいます。また、喫煙はせきを誘発するのでこの機会に禁煙することが勧められますし、結核の薬を服用しているとアルコールが分解されにくくなり酒に弱くなったり、悪酔いすることもあるので注意が必要です。結核と診断されただけで心理的には大きな負担となっているので、服薬中は病気を治すことを

表6　抗結核薬

抗結核薬	略号	成人の基準投与量および投与方法	耐性判定薬剤濃度（単位mcg/mi）
イソニコチン酸ヒドラジド	INH	1日当たり0.2〜0.4g（誘導体の場合にはこれに相当する量）を連日投与する。1日1回または2回に内服する。必要に応じ筋肉注射、静脈内注射または局所注射とする。	0.2
リファンピシン	RFP	1日当たり0.45g連日投与する。1日1回、原則として早朝の空腹時に内服する。必要に応じ局所注射とする。	50
硫酸ストレプトマイシン	SM	1日当たり1.0gを週2日投与する。連日投与の場合は、1日当たり0.5〜0.75gとする。1日1回筋肉内に注射する。必要に応じ局所注射とする。	20
エタンブトール	EB	1日当たり0.75〜1.0gを連日投与する。1日1回または2回に内服する。	5
ピラジナミド	PZA	1日当たり1.0〜1.5gを連日投与する。1日1回または2回に内服する。	—
カナマイシン	KM	1日当たり2.0gを週2日、または1日当たり1.0gを週3日投与する。1日2.0g投与の場合は朝夕2回、1日1.0g投与の場合は1回筋肉内に注射する。必要に応じ局所注射とする。	100
エチオミナドまたはプロチオナミド	TH	始めは1日当たり0.3gを、その後漸次増量して0.5〜0.75gを連日投与する。1日2回または3回に内服する。必要に応じ座薬とする。	25
エンビオマイシン	EVM	1日当たり1.0gを、始めの3カ月間は連日、その後は週2日または3日投与する。1日1回筋肉内に注射する。必要に応じ局所注射とする。	100
パラアミノサリチル塩酸	PAS	1日当たり1.0〜1.5gを連日投与する。1日2回または3回に内服する。必要に応じ局所注射とする。	1
サイクロセリン	CS	1日当たり0.5gを連日投与する。1日2回に内服する。	40

出典：青木正和「ヴァジュアルノート結核基礎知識」、1998

次の表に、主な抗結核薬についての注意をまとめました（注射剤はのぞいています）。ただし、表中の副作用はすべての人にあらわれるわけではなく、また表にあげた以外の副作用があらわれることもあります。併用に注意が必要な薬についても同様で、表にあげた薬以外にも注意が必要なものがあります。薬を併用する場合には、必ず事前に医師や薬剤師に伝え、併用しても大丈夫かどうか確認してください。また副作用などについても使用前によく説明を聞き、気になる症状があらわれたときにはすぐに医師に報告し、その指示に従ってください。

使用してはいけない人	使用に注意が必要な人	併用に注意が必要な薬
*てんかんなどの精神障害のある人	*腎障害のある人 *高齢者 *妊婦、授乳婦	*イソニアジド *エチオナミド *アルコール
*高カルシウム血症の人	*肝障害、腎障害または血液障害のある人 *薬物過敏症の人 *高齢者 *妊婦または妊娠している可能性のある人、および授乳中の人	*経口抗凝血剤 *フェニトイン
*肝障害のある人	*本人または両親、兄弟に痛風発作(関節痛)の既往歴のある人、および尿酸値の上昇している人 *腎障害またはその疑いのある人 *高齢者	*肝障害を起こしやすい薬剤
*胆道閉塞症または重い肝障害のある人 *リファンピシンに対して過敏症の既往歴がある人	*過去にアレルギー症状を経験したことのある人 *副腎皮質不全のある人 *肝障害またはその既往歴のある人 *高齢者 *妊婦または妊娠している可能性のある人、および授乳中の人 *間欠使用、または使用を一時中止し、再使用する場合	*エタンブトール *ほかの抗結核剤 *黄体・卵胞ホルモン混合製剤 *クマリン系抗凝血剤、経口糖尿病治療剤、シクロスポリン、タクロリムス、テオフィリン、ジギタリス製剤、抗不整脈剤、カルシウム拮抗剤、β遮断剤など
*重い肝障害のある人	*肝障害またはその既往歴、あるいはその疑いのある人 *腎障害またはその疑いのある人 *精神障害の既往歴のある人 *アルコール中毒の人 *てんかんなどのけいれん性疾患またはこれらの既往歴のある人 *薬物過敏症の人 *血液障害、出血傾向のある人 *高齢者 *妊婦または妊娠している可能性のある人、および授乳中の人	*ほかの抗結核剤 *クマリン系抗凝固剤（ワルファリン） *フェニトイン、カルバマゼピンなどの抗てんかん剤 *トルブタミドなどの経口糖尿病治療剤、インスリン *ジスルフィラム *シクロスポリン *血圧降下剤、交感神経興奮・副交感神経抑制剤、三環系抗うつ剤
*妊婦または妊娠している可能性のある人（原則として）	*肝障害のある人 *腎障害またはその疑いのある人 *高齢者	*ほかの抗結核薬

表7　おもな抗結核薬についての注意

	重大な副作用	その他の副作用
サイクロセリン製剤	＊精神錯乱 ＊てんかん様発作 ＊けいれん	＊めまい、頭痛、ふるえ、眠け、不眠などの精神神経症状 ＊発疹、発熱、かゆみなどの過敏症状 ＊吐き気、食欲不振、腹痛、便秘、下痢などの消化器症状
パラアミノサリチル酸カルシウム製剤	＊無顆粒球症 ＊溶血性貧血 ＊肝炎、黄疸など	＊発熱、皮膚症状などの過敏症状 ＊白血球や血小板の減少など ＊甲状腺機能障害または甲状腺腫 ＊ＧＯＴ、ＧＰＴなどの肝機能検査値の異常 ＊たんぱく尿 ＊食欲不振、吐き気、胃部不快感、下痢などの消化器症状
ピラジナミド製剤	＊肝機能障害 ＊間質性腎炎	＊尿酸値上昇、痛風発作（関節痛） ＊好酸球増多症などの血液症状 ＊発熱、発疹などの過敏症状 ＊食欲不振、吐き気、嘔吐などの消化器症状 ＊頭痛、筋肉痛、色素沈着など
リファンピシン製剤	＊重い肝障害　＊ショック様症状 ＊腎不全　＊溶血性貧血 ＊偽膜性大腸炎などの血便を伴う重い大腸炎 ＊中毒性表皮壊死症、扁平苔癬型皮疹、天疱瘡様および類天疱瘡様皮疹、紅皮症（剥脱性皮膚炎）	＊黄疸、一過性のＧＯＴ・ＧＰＴの上昇など ＊発熱などのかぜ様症候群 ＊発疹、じんま疹などの過敏症状 ＊たんぱく尿、血尿など ＊血小板減少、顆粒球減少、出血傾向、好酸球増多など ＊食欲不振、胃痛、下痢などの消化器症状 ＊不眠、いらいら感、頭痛、めまいなど精神神経症状 ＊全身倦怠感、筋脱力、手指のこわばり、むくみなど
イソニアジド製剤	＊重い肝障害 ＊皮膚粘膜眼症候群、中毒性表皮壊死症 ＊全身性エリテマトーデスに似た症状 ＊間質性肺炎 ＊視神経炎、視神経萎縮 ＊末梢神経炎	＊黄疸、ＧＯＴやＧＰＴの上昇など肝機能の異常 ＊発熱、発疹などの過敏症状 ＊血痰、鼻出血などの出血傾向、貧血、白血球減少など ＊抑うつ、記憶力低下、幻覚、頭痛、めまい、倦怠感など ＊食欲不振、吐き気・嘔吐、腹痛、便秘などの消化器症状 ＊女性化乳房、乳汁分泌、月経障害、インポテンスなど ＊関節痛
エチオナミド製剤	＊重い肝障害	＊黄疸 ＊発疹などの過敏症状 ＊食欲不振、胃部不快感、吐き気、嘔吐、胸やけ、胃痛、下痢などの消化器症状 ＊頭痛、不眠、不安、めまい、手足の知覚異常など精神神経系の症状 ＊月経異常、インポテンツ、女性型乳房、脱毛

中心にし、無理をしないようにするのがよいでしょう。

なお、結核治療剤の副作用として最も深刻なものは、ピラジナミドによる肝障害です。一緒に使うリファンピシン、ヒドラジドも肝障害性があるので、これらの薬を服用中に吐き気、嘔吐、著しい食欲不振や全身倦怠が現われたら、すぐに薬を中止し、医師に相談する必要があります。このほか、ヒドラジドでは手足のしびれなどの末梢神経炎が、またリファンピシンでは食欲低下、エタンブトールでは視力障害、ストレプトマイシンでは聴力の低下や平衡感覚の異常などがあげられます。長期にわたる服用が必要なので、前述のように指示を守って服用するとともに、気になる症状があらわれた場合にはすぐに医師や薬剤師に報告するようにしましょう。

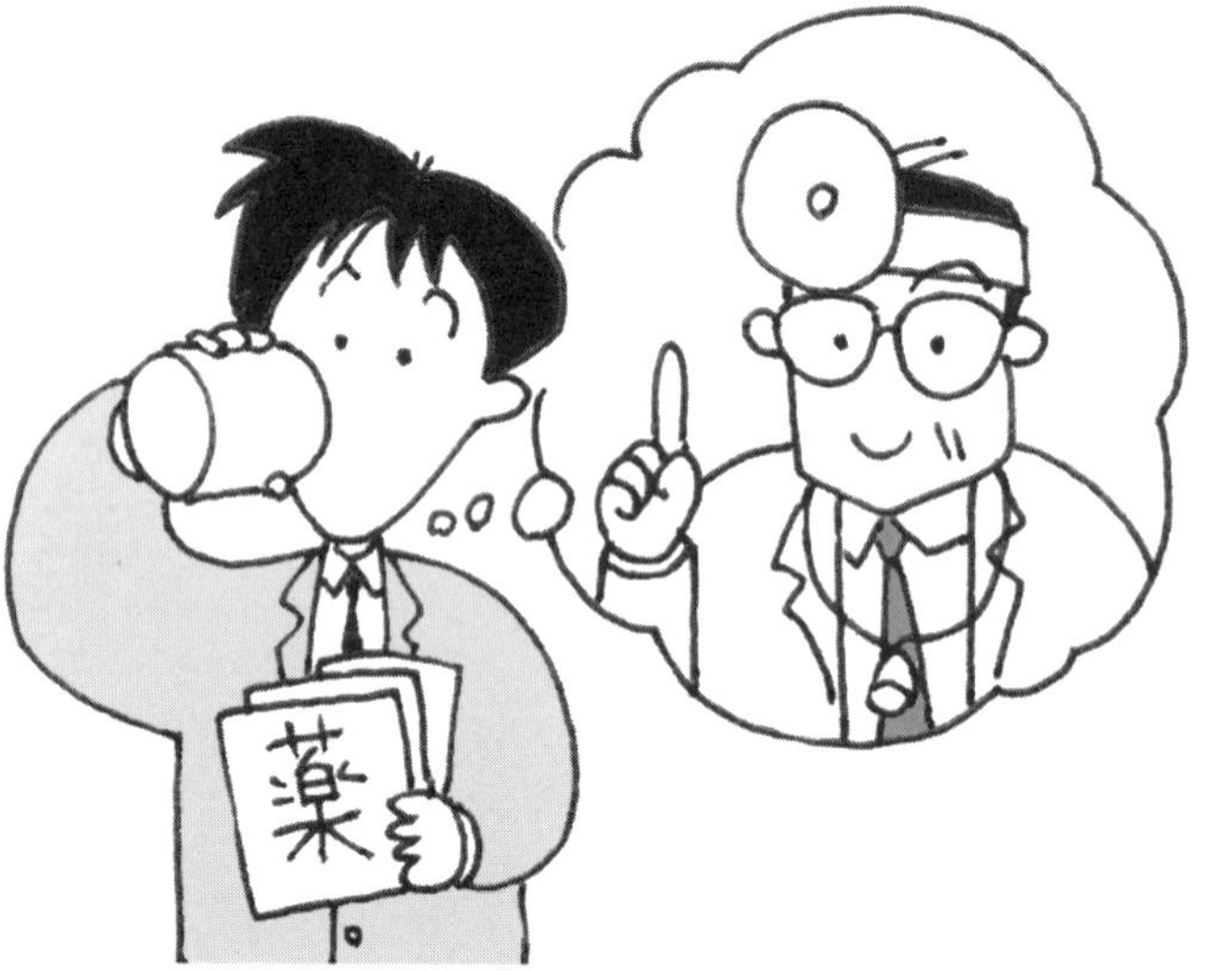

自分勝手に服用を中止せず、医師の指示を守りましょう。副作用と思われる症状が現われたら、すぐ医師に相談を。

●結核菌感染者の発病を防ぐ化学予防

結核菌に感染したからといっても結核を発病するとは限らないことは本文でも述べたとおりです。しかし、だからといって感染したことがわかっていながら放置しておけば、発病率は決して低いとは言えません。結核菌に感染当初は目立った症状はあらわれませんが、この時期、結核菌は体内で盛んに増殖し、将来の発病に備えて着々と根拠地を築いているのです。

ただし、この時期に抗結核薬で体内に侵入した結核菌をたたいておくと、将来の発病リスクはずっと低くなります。そこで現在、日本では、結核患者発生時に患者と接触した人にツベルクリン検査を行ない、感染を受けたと判定された人は抗結核薬のヒドラジドを6カ月間服用するという「化学予防」が行なわれています。化学予防の対象となるのはツベルクリン検査で感染が疑われた人だけではなく、胸部エックス線検査で結核が治った痕跡が認められ治療歴がない人も含まれます。

化学予防の効果は60〜70%ですが、その効果は一生持続するといわれています。問題は6カ月間という長期にわたって薬を服用し続けるため、多少の副作用を覚悟しなければならないことです。実際、アメリカでは1970年に、ヒドラジドによる化学予防で肝機能障害による死者が出て問題になったことがあります。ただ、日本では副作用が問題になった例はごくまれで、むしろ対象者に、いかにして長期間、継続して薬を服用させられるかのほうが問題となっています。

なおアメリカでは前述の死亡事件以来、35歳以上の人では対象者を慎重に選んだ上で化学予防を実施しています。日本では30歳未満を対象としていますが、中高年者への対象拡大が検討されています。

●日本でも問題になる可能性がある薬剤耐性菌

結核の治療成績を向上させたのは薬の進歩ですが、この薬を正しく使わないために、人間が作り出してしまった問題が、薬剤耐性の問題です。

結核菌の薬剤耐性は、最初の治療剤であるストレプトマイシンが開発されたころから指摘されていました。重症の肺結核患者をストレプトマイシン単独で治療すると、最初は症状・エックス線像ともに改善するのですが、数カ月経つと再び悪化する現象が観察されたのです。まもなく、この現象はストレプトマイシンに対する耐性をもつ結核菌が生まれるためと判明しました。

最近、MRSA（メチシリン耐性黄色ブドウ球菌）やVRE（バンコマイシン耐性腸球菌）など一般細菌の耐性が話題になっていますが、結核の化学療法は、その当初から細菌の薬剤耐性との闘いだったのです。

人類と結核菌とのつき合いは、少なくとも一万年以上前に遡ることがわかっています。この間、結核菌は、常に人間の免疫力と戦い続けた結果、自己の生存に最も適した遺伝子構造となったはずです。結核菌の大部分はそうした結核菌ですが、なかには耐性に関係した遺伝子部位の複製にミスした結核菌がほんのわずかですが生まれた可能性があります。それらの少数派の結核菌は、患者に対して結核治療剤が用いられる前は増殖力の面で通常の結核菌に押されていますが、ひとたび結核治療剤が用いられ多数派結核菌が駆逐されると急に勢力を伸ばし、数カ月後には我が物顔にふるまいはじめるのです。

【結核菌の遺伝子研究（その２）】

●結核菌のＤＮＡ配列がわかった！

結核菌の〝指紋〟を調べるＲＦＬＰ分析は、結核菌のＤＮＡ上に存在する特定の遺伝子配列を手がかりとするものですが、この特定の配列が結核菌のどんな働きを意味しているのかはまだわかっていません。しかし、結核菌の遺伝子（ＤＮＡ）の配列は、フランス・パスツール研究所とイギリス・サンガー研究所の研究チームによって解読されています。

遺伝子には、その生物が地球上に現われてから現在までに、進化の過程で獲得した増殖や防御に関する遺伝情報がすべて記されています。その情報は特殊な暗号でかかれているので内容を知ることは容易ではありませんが、ともかくも敵の機密文書そのものは入手できたわけです。ちなみに現在、ＤＮＡの配列が解明されている細菌の数はわずか十数種でしかなく、結核菌のＤＮＡ配列が4,411,529という膨大な数の塩基ペアからなることを考えれば、結核菌のＤＮＡ配列解読がいかに画期的な成果なのかがわかるでしょう。

すべてのＤＮＡ配列の意味を解読するにはまだ何年もかかるでしょうが、その一部は解読されつつあります。たとえば、これまで未知だった遺伝子群に属する400の遺伝子は、人体の免疫による攻撃に対して事前に細胞膜を変化させて対処する役割を担っているようですし、別の遺伝子群は脂質をつくり出して細胞膜を強化し、人体の免疫力が低下するまで体内に潜伏するために重要な役割を果たしていると思われます。

こうした情報を完全に把握することができれば、結核菌が生存のためにどんな戦略を立てているかがわかります。当然、その裏をかいて薬剤耐性菌の出現防止など効果的な治療法・薬剤を開発することも可能で、一日も早い遺伝子情報の解読が待たれます。

現在の結核治療では、こうした事態が生じるのを防ぐために複数の薬が併用されます。同時に複数の薬を併用すると耐性菌にとって代わられる確率がずっと低くなるのです。

しかし、それでも結核菌の変身を完全に抑えることはできず、近年は途上国を中心に複数の薬に耐性をもつ結核菌が出現し、結核治療に新たな問題を投げかけています。幸い日本では、薬剤耐性菌が出現するケースは比較的少ないのですが、それでも全くないわけではなく、結核の治療を受けたことのない患者でも数%の薬剤耐性菌がみられます。

しかし、数%とはいえ最も重要な結核治療剤であるリファンピシンやヒドラジドの耐性菌が含まれていれば治療の障害となります。結核菌が薬剤耐性とならないように注意が必要です。そのためには、前述のように指示通りに複数の薬をきちんと服用して、その薬が効いているうちに、結核菌

「耐性菌の増殖」

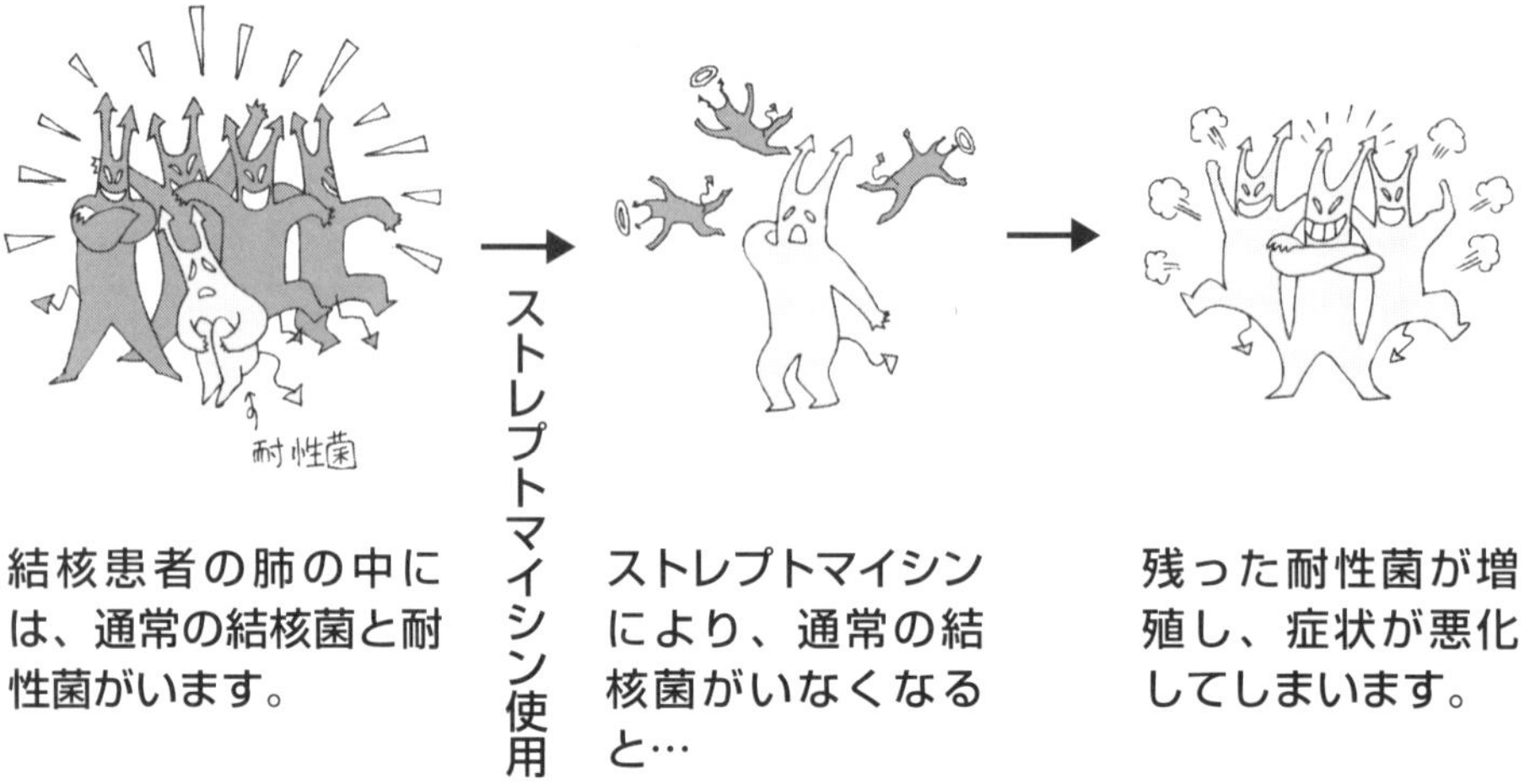

結核患者の肺の中には、通常の結核菌と耐性菌がいます。

ストレプトマイシンにより、通常の結核菌がいなくなると…

残った耐性菌が増殖し、症状が悪化してしまいます。

を全滅させてしまうことが大切なのです。また医療機関サイドとしては、耐性菌が出現しないように薬を選択する際には慎重に検討する姿勢が必要になってきます。

●重症になって発見される症例が増加している

前述したように、現在、大部分の結核患者は一年以内に治っています。しかし、心配なのは、わずかではありますが重症となって発見される症例が増加傾向にあることです。

こうした重症化例の増加傾向の背景には、近年の結核が高齢者やほかに病気をもつ人など、弱者に多いことがあると思われます。そのため、いったん発病すると短期間のうちに病気が進行し、治療が遅れがちになってしまうのです。また、多少の体調の異常では病院を受診せず、発病しても結核とは気づかないまま放置して、病気が重くなってからはじめて治療を受けるケースが少なくないことも、理由のひとつといえるでしょう。

最近の結核の傾向で、もうひとつ注意しなければならないのが、これまでの結核ではあまりみられなかった症例があらわれてきたことです。エックス線撮影や症状の変化からいえば、以前は結核と思われなかった人がじつは結核だったというケースが増えているのです。その典型がエイズ患者の結核で、本来慢性の疾患である結核が、まるで急性病のように進行することもあります。

結核を制圧するために

予防法

●ＢＣＧの効果持続期間は約一五年

結核の予防対策として、最も普及しているのがＢＣＧです。

病気の予防策として、その病気の原因となる細菌などのちからの弱いものを人為的に投与し、軽い感染を経験させる方法が予防接種で、天然痘に対する種痘としてジェンナーが生み出しました。ＢＣＧもそのひとつで、フランスのパスツール研究所のカルメットとゲランが開発したものです。ちなみにＢＣＧという呼び名は、「カルメットとゲランの細菌」という意味の頭文字をとったものです。

ＢＣＧはウシ型結核菌のなかから毒力の弱い結核菌を選び出したものです。赤痢菌の発見で有名な志賀潔がフランスから持ち帰ったのが日本におけるＢＣＧのはじめで、以後、いくつかの実験を経て戦時中の一九四二年、当時の国民学校卒業生ですぐに働く人たちを対象として集団的に接種することが決まり、ＢＣＧの集団接種がはじまったわけです。

ときたま予防接種による副作用例が話題になりますが、ＢＣＧはワクチンの中では最も安全性の高いもので、まれに腋の下のリンパ節がはれる程度です。ただ生後間もない子供にＢＣＧを接種するとごくまれですが重大な副作用が出ることもあるので、日本では生後三カ月以降に接種することとなっています。ＢＣＧ接種の前にはツベルクリン反応検査が行なわれ、陰性と判定された子供にだけＢＣＧが接種されます。

赤ちゃんにＢＣＧを接種すると、その後もし結核に感染しても、結核性髄膜炎や粟粒結核など重篤な結核になる可能性は八〇％ほど低くなり、肺結核の発病も半分になります。

ＢＣＧの効果が持続するのはおよそ一五年間で、それ以上経つと結核菌に対する免疫力は落ちてくると考えられています。接種法には注射器による皮内法と、何本かの針がついたスタンプ状のものを押しつけるスタンプ法があり、現在、日本ではスタンプ法が用いられています。スタンプ法は接種効果が不確実になるという問題はありますが、皮内法のように潰瘍やケロイドができる心配が少なく、ＢＣＧの普及という点では大きなメリットがあります。

●住環境の面からみた結核予防

最近の建築物は遮音性や暖房（冷房）効率の面から気密性が高くなっています。そうした住環境の中に結核の感染源となる人がいると、感染率はわずかですが上昇します。

　結核は患者がせきをしたときに飛散させた飛沫の中の結核菌が吸入されて感染する（飛沫核感染、または、空気感染という）ので、空気の流れが悪く、停滞している場所ではそれだけ結核菌が長く浮遊し、吸い込まれる危険性が高くなるわけです。また。結核菌は紫外線に弱く、日光にあたれば死んでしまいますが、屋内では紫外線にふれることが少なく、その点でも感染の危険が高くなります。

　空気感染をする病気（結核、はしか、水痘）の感染を防ぐことは大変難しいことです。誰も呼吸を止められないからです。これらの感染を防ぐためには、菌を出している患者を早く発見し、菌を出さないようにするほかないのです。そのためには「長引くせきは赤信号」ということを忘れず、みんなが早期発見に努めることが大切なのです。

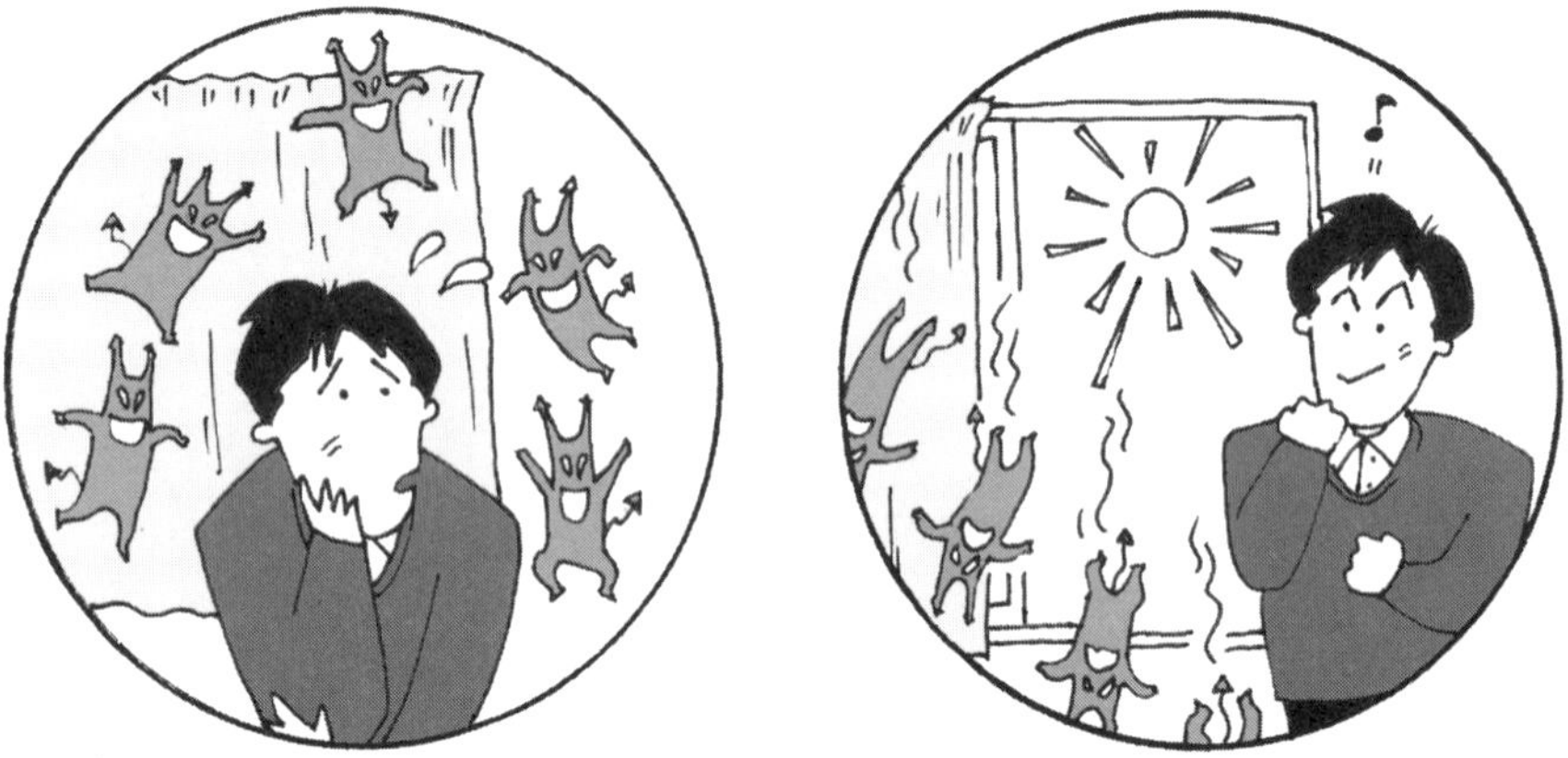

結核の感染を予防するために、部屋の換気を良くし、日光を差し込ませるようにしましょう。

■――結核制圧のための今後の課題

結核緊急事態宣言がだされ、一般の人でも結核に対する関心が増えつつはありますが、それでも多くの人にとって、結核はあいかわらず過去の病気のままで、がんなどの生活習慣病ほどには関心がないようです。

こうした状況を改善するため、結核予防週間、結核予防全国大会、結核研究所における研修などの方策が講じられておりますが、結核専門家の減少や高齢化の問題は一朝一夕に解決できる問題ではありません。

●医療サイドに求められる結核の知識

結核復活の一因として、結核に対する油断があげられます。過去の病気だと思いこみ、感染の機会が増えたり、病院で調べてもらうのが手遅れになったりするケースが目立つのです。

こうした結核に対する油断は、一般の人だけでなく、医療関係者にも見受けられます。病気を治す場所であるはずの病院が集団感染の舞台になるケースなどは、その好例といえるでしょう。

図17　各先進諸国の結核罹患率（1997年）

人口10万対

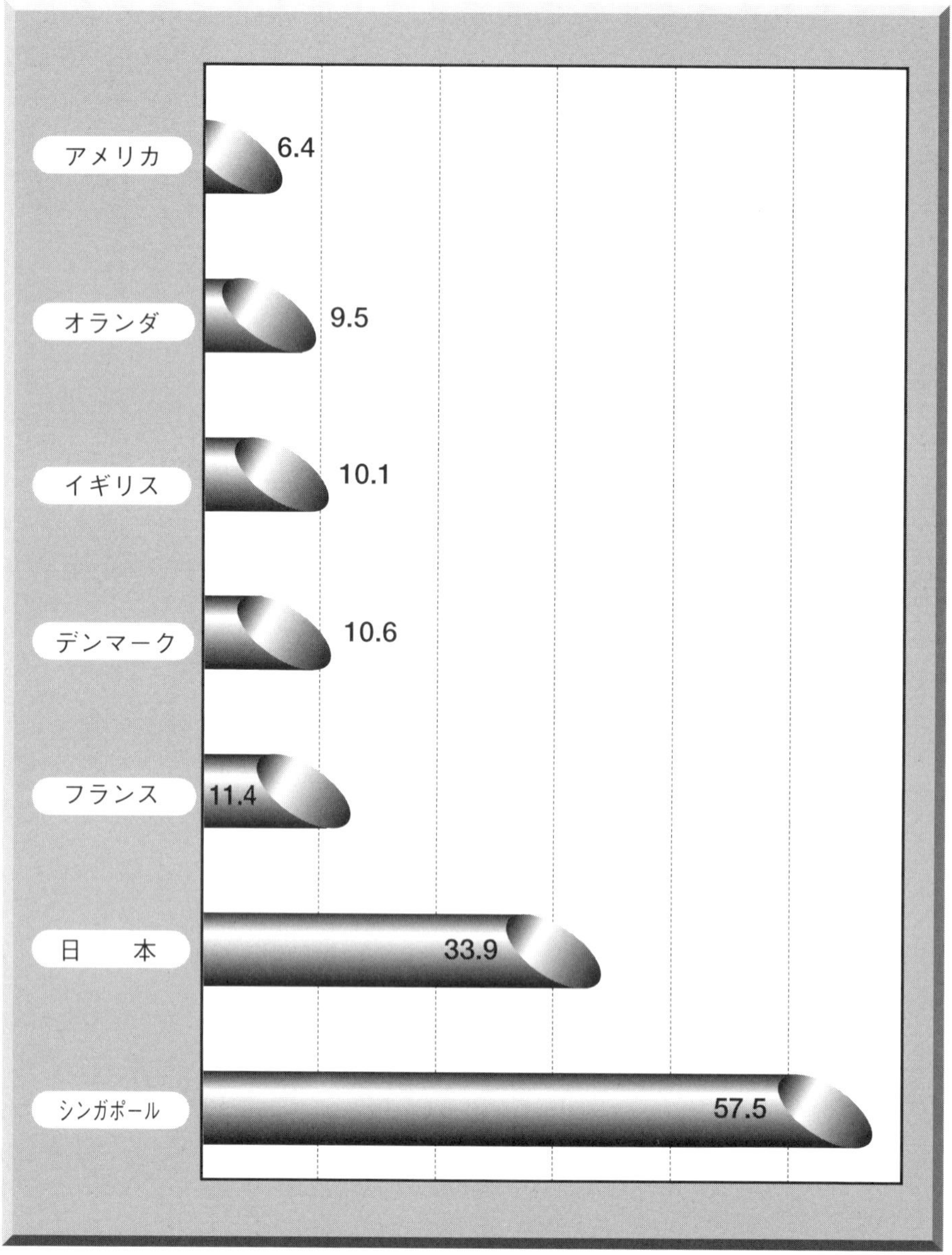

出典：WHO；global TB.

また若い医師や看護婦に結核に対する知識が乏しくなっていることも問題です。お腹の張りを訴えて受診した患者を検査して卵巣嚢腫に腹水をともなう「メーグス症候群」という珍しい病気ではないかと考えていたら、じつは結核性の腹膜炎だったというケースもあります。結核患者を診察する経験がなかったため、患者を診察してどんな病気であるかを考えるときに、結核が選択肢の中に入ってこないのです。こうした状況を生んだ一因として、結核専門施設の減少があります。九七年に結核病学会で発表された報告によると、全国の八〇の大学病院で、結核患者専門の病床がある病院はわずか二十二。以前はあったのに廃止した病院が一八施設あったということです。

たとえ結核患者用の病床の数が少なくても、それがあれば若い医師が結核とふれる機会ができ、実際の結核診療で大きな効果が期待できるのですが、専門病床がなければそれも不可能です。

また医学部の授業でも内科のほとんどで結核の授業が行なわれているものの、そのうちの十一施設では一回の授業（九五分）の半分だったといいます。

沖縄の県立中部病院では、肺炎患者を診察した研修医は自分自身で喀たん検査を行なうよう義務づけていますが、こうした工夫が今後増えることを期待したいところです。

●国境をこえて広がる結核の増大

いま結核は世界的な規模で増加傾向にあります。欧米の先進国では八〇年ごろ「低蔓延」状態になりましたが、その後、減少率が低下して横ばいになり、やがて増加傾向をみせている国も少なくありません。たとえば米国では八四年までは年七％の割合で結核患者が減少していましたが、それ以降は減少率が横ばいになり八〇年代終盤には増加しはじめています。その後、莫大な予算と大変な努力により九三年から再び減少に転じ、九七年には罹患率は一〇万対六・四にまで改善しました。欧米先進国でいまも順調な低下傾向を示しているのはドイツくらいなのです。

ただ、これらの国々は、結核が復活の気配を見せはじめるといち早く対策を講じ、積極的な研究が行なわれました。その結果、米国についていえば、前述のように九三年に再び結核は減少しはじめ、そのほかの国でも同様に減少しはじめたところがあります。

一方、結核が爆発的に広がり、いまだに改善されていないのがアフリカや南西アジアの発展途上国で、これらの国々の結核発病率は先進諸国の一〇倍以上にも達しています。

日本は結核患者の数からいえば中進国程度で、前出の途上国と比べればはるかに良好です（そのかわり欧米先進国と比べればずっと劣ります）が、それでは国内にいれば安全かといえばそうでもありません。いまや結核はボーダーレスの時代に入っているのです。

一時期、結核が増加した米国では、今でも結核患者全体の約三九％を外国生まれの人が占めています。その傾向はヨーロッパではさらに著しく、多くの国で外国生まれの人が占める結核患者の割合は五〇％を超えています。この数字から想像できるように、罹患率の低い国で暮らしていても、結核の多い地域から来た人によって感染する可能性があるということです。

日本でも近年、在日外国人の結核が目立つようになりましたが、それでも結核患者全体に占める比率からいえば一％程度にしか過ぎません。これは外国人に対する日本の閉鎖性が生んだ皮肉な結果ともい

図18　在日外国人新登録結核患者数の推移

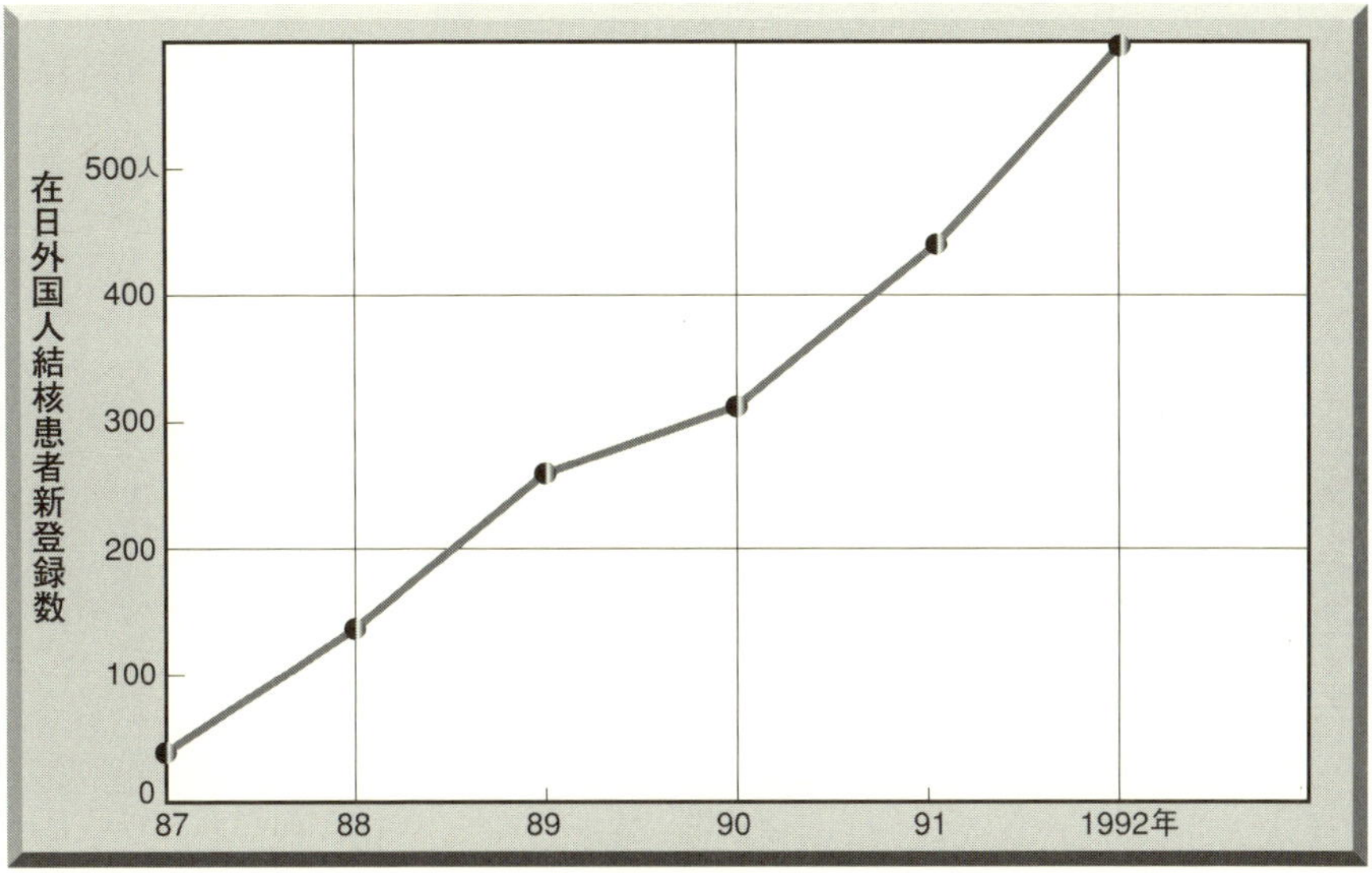

出典：青木正和、「ヴァジュアルノート結核　その現状と今後」、1998

図19　外国人の入国後滞在年数別平均罹患率

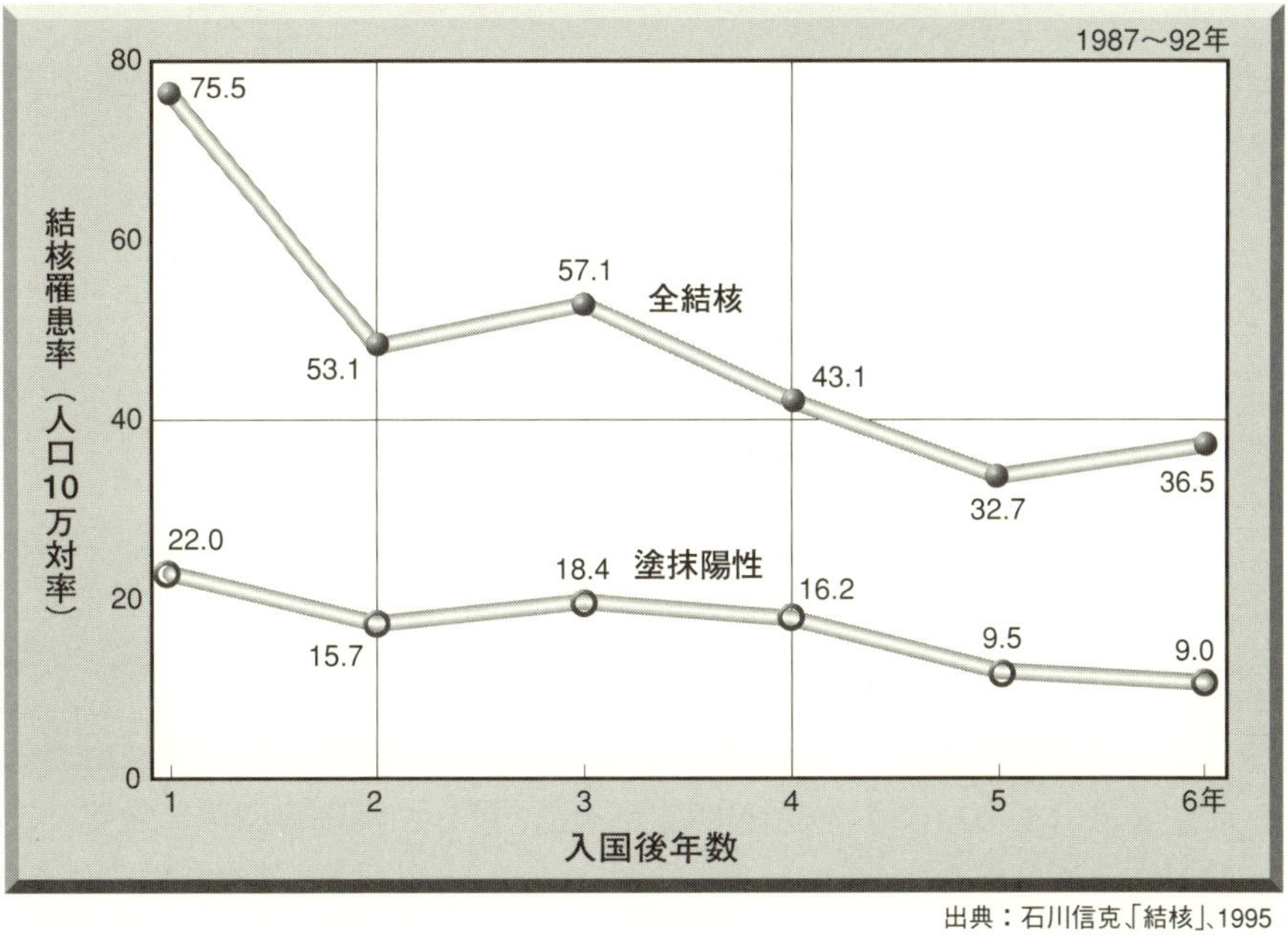

出典：石川信克「結核」、1995

えるでしょうが、だからといって安心はできません。外国人から感染するという点では、外国人が日本に来た場合も、日本人が外国に行った場合でも同じなのです。海外に長期滞在する人は、十分な注意が必要です。

●保健所の機能はどこまで期待できるか

保健所は、行政機関によって設けられた医療機関として最も身近な存在でしょう。健康に関するさまざまな啓蒙活動や飲食店などに対する認可・検査などを行なっていますが、結核をはじめとした感染症の予防の面でも、最前線となって活動しています。

しかし、近年は行政の結核軽視傾向に経費削減の動きが重なって、十分な活動ができない保健所があらわれています。とくに結核対策においては、患者と接触した人に対する検診のような、重要な

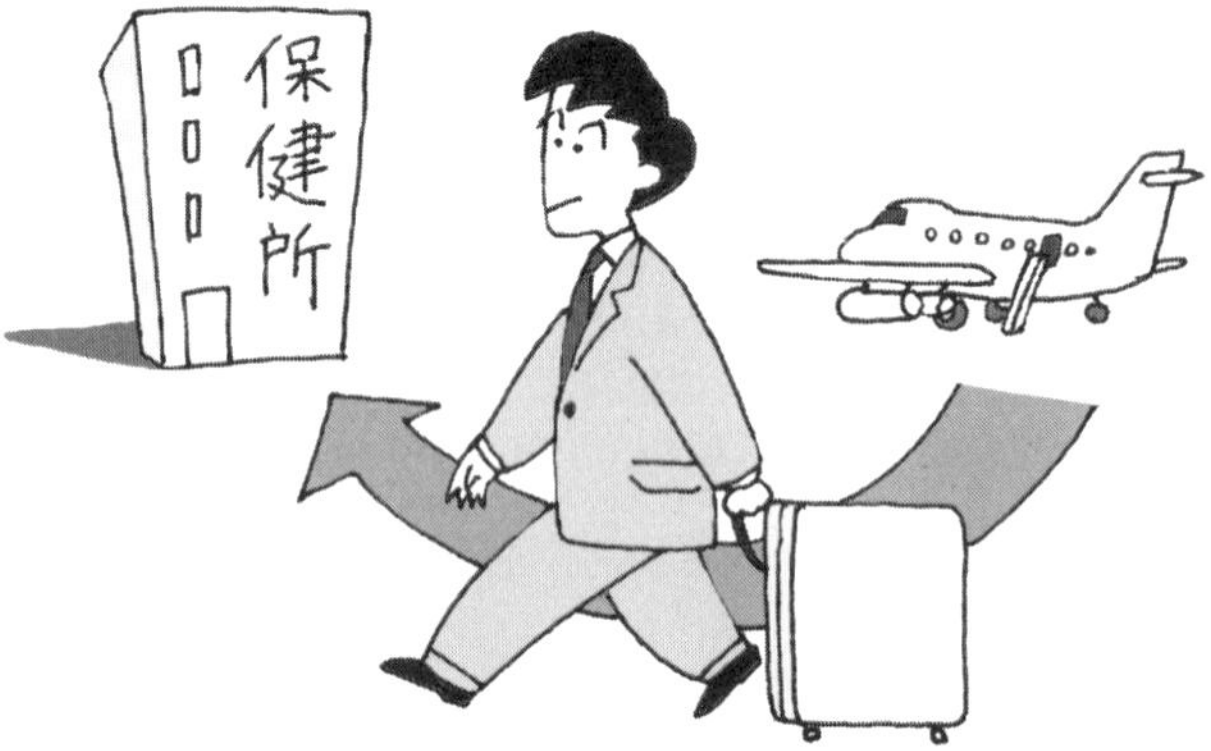

海外旅行や長期滞在では、結核に限らず、さまざまな伝染病に感染する恐れがあります。滞在中は十分に注意し、帰国後は検査を受けるようにしましょう。

活動さえ独自にはできない保健所があることは問題です。結核は保健所の専門的業務のひとつとされていながら、実際は機能を弱めるような合理化が一部では進められているのです。

ツベルクリン検査を実施しない保健所も目立っており、接触者検診の実施率にも、きわめて大きな地域格差がみられます。

二つの保健所で実施していた業務を一カ所に集約する場合、集約することによって相乗効果が出ればよいのですが、実際には一プラス一が二以上になるどころか、一プラス一が一以下になってしまっているところもあるようです。

結核緊急事態宣言が出されたのですから、これを機会に、もう一度、保健所の果たすべき役割とあり方を考えてみる必要があるでしょう。

表8　結核の院内感染予防策

1	結核菌の除去	早期発見、隔離、化学療法
2	菌の密度低下	換気、紫外線照射、患者のマスク
3	吸入菌数の減少	職員のマスク
4	発病の予防	BCG接種、化学予防
5	発病の早期発見	定期検診、有症状時の受診

出典：青木正和、「結核の院内感染」、1999

表9　室内空気中の菌を除去するのに必要な時間

1時間の換気回数	除去率		
	90%	99%	99.9%
1	138分	276	414
2	69	138	207
3	46	92	138
4	35	69	104
5	28	55	83
6	23	46	69
7	20	39	59
8	17	35	52
9	15	31	46
10	14	28	41
11	13	25	38
12	12	23	35
13	11	21	32
14	10	20	30
15	9	18	28
16	9	17	26
17	8	16	24
18	8	15	23
19	7	15	22
20	7	14	21
25	6	11	17
30	5	9	14
35	4	8	12
40	3	7	10
45	3	6	9
50	3	6	8

出典：青木正和、「結核の院内感染」、1999

●病院・老人施設などの問題点

　これまでは結核集団感染対策というと学校や事業所が舞台となっていたので、おもに最初の患者が出てからのちの二次感染の防止に重点が置かれてきました。しかし、病院での集団感染対策では、そうした事後措置よりも日常のなかでいかにして感染を防ぐかが重要で、「感染防止」に重点を置いて考えなければなりません。

　一例をあげれば、せきやたんなどを訴え、肺結核が疑われる患者に対しては、できる限りすみやかに結核かどうかを診断することが大切ですし、そのためには、せきの激しい患者を優先して診療する制度を導入するなどの工夫が望まれます。これは病院と並んで集団感染が発生しやすい老人施設などでも同様で、施設に入っている人に結核を疑わせる症状がみられた場合には、施設側がいち早くその人を受診させるなどの対応をとることが必要です。

　こうしたソフトウェアの面だけでなく、結核の集団感染を防ぐためにはハードウェアの整備も必要になります。

　そのひとつが空調設備の問題です。病院や老人施設などは建物の構造上、気密性が高いので十分な換気が必要です。また、単に換気をすればそれで良いというわけではなく、結核患者が放出した菌が、ほかの部屋に循環しないようにする工夫も必要になります。たとえば、年間に一定数以上の未治療患者が来院する病院で、結核菌を飛散させる恐れがあり、せきをしている患者が一定時間とどまる部屋（ＩＣ

U、気管支鏡検査室など）は、ほかの部屋とは別の独立した系統で換気を行ない、看護婦室や事務室などにいる人が結核菌に感染しないようにすることが望まれます。
ちなみに米国では、一般病院の特定の部屋に結核患者を収容していますが、その部屋は最低一時間に八回換気を行なうよう義務づけられています。また、患者がいる部屋の気圧を廊下よりも低めにしておけば、部屋の空気が外部に漏れる可能性が低くなります。

おわりに

人類は何千年もの長い間結核菌と戦ってきました。抗結核薬の開発もあって、一九六〇年代には「結核の根絶は可能である」と考えられるようになり、八〇年代の終わり頃には先進国で「根絶への筋道」が議論され、多くの学者が「根絶は遠くない」と考えるようになったのです。

しかし、事実はそれほど甘くありませんでした。世界各地で「結核の逆襲」が始まったのはちょうどその頃からです。多くの先進国で結核減少の鈍化、増加が見られ、患者は社会的、経済的、肉体的弱者など、対策の手の届きにくいところに偏在化の傾向を強めました。

わが国も例外ではありません。減少の鈍化はすでに二〇年以上続いており、九七年、九八年には二年連続して増加に転じました。九九年はさらに増加するのではないかと推測されています。日本の結核根絶は二〇六〇年頃と予測されていますが、最近の傾向を見ると、さらに先に延びる可能性も考えられます。もしいま、対策の手を緩めれば、根絶はずっと先に延びるかもしれないのです。

結核は、診断、治療、予防のすべての方策が整っている疾患です。油断することなく、適切な対策を進め、わが国の結核の根絶が一日でも早いことを心から願っています。

【参考文献】

JATAブックスNO.13　結核集団感染
青木正和／財団法人結核予防会

ヴィジュアルノート結核　基礎知識
青木正和／財団法人結核予防会

ヴィジュアルノート結核　その現状と今後
青木正和／財団法人結核予防会

ヴィジュアルノート結核　院内感染防止ガイドライン
青木正和／財団法人結核予防会

日医ニュース　第911号
1999年8月20日

なぜいま結核か
森　亨／岩波書店

現代の結核
森　亨／ニュートンプレス

百科　家庭の医学
主婦と生活社

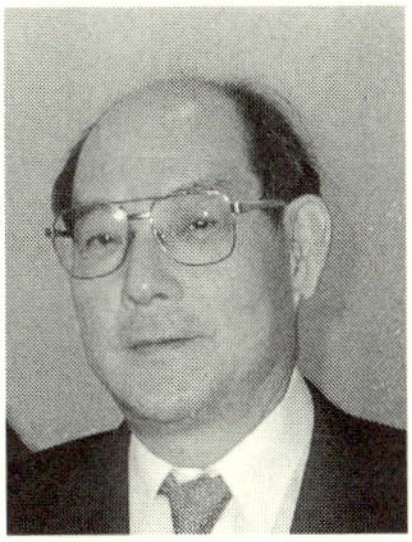

■ 著者紹介

青木　正和（あおき　まさかず）

1927年東京都生まれ。東京大学医学部卒業。1954年から財団法人結核予防会結核研究所に勤務し、研究所長、予防会理事長などを経て、1999年同副会長となる。専門は結核病学、その他の呼吸器疾患で、結核の基礎研究のほか、臨床経験も豊富。公衆衛生審議会結核部会長、日本結核病学会会長、国際結核肺疾患予防連合理事などを歴任し、国内外の結核対策に取り組む。著書に「ヴィジュアルノート結核　基礎知識」「結核集団感染」（共に結核予防会発行）などがある。

結核の感染・発病と予防
—いま、なぜ再び脅威なのか—

2000年2月20日　第1刷発行

著　者　青木　正和
発行者　三浦　信夫
発行所　株式会社素朴社
〒150-0002東京都渋谷区渋谷1-20-24
電話：03（3407）9688　FAX：03（3409）1286
振替00150-2-52889
印刷・製本　株式会社壮光舎印刷

ISBN4-915513-50-5　C0047